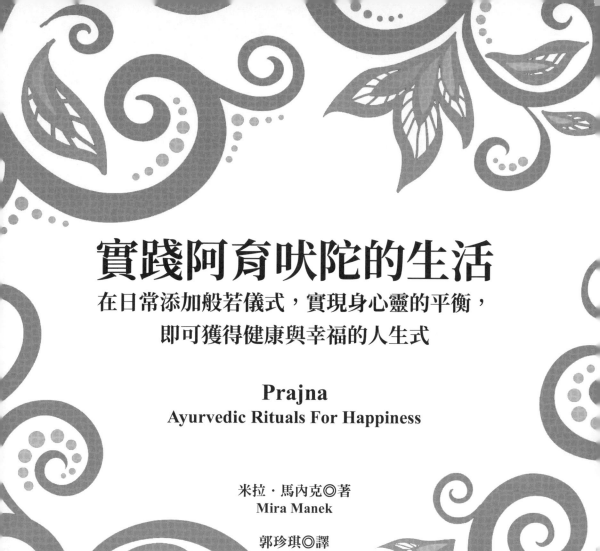

實踐阿育吠陀的生活

在日常添加般若儀式，實現身心靈的平衡，
即可獲得健康與幸福的人生式

Prajna
Ayurvedic Rituals For Happiness

米拉‧馬內克◎著
Mira Manek

郭珍琪◎譯

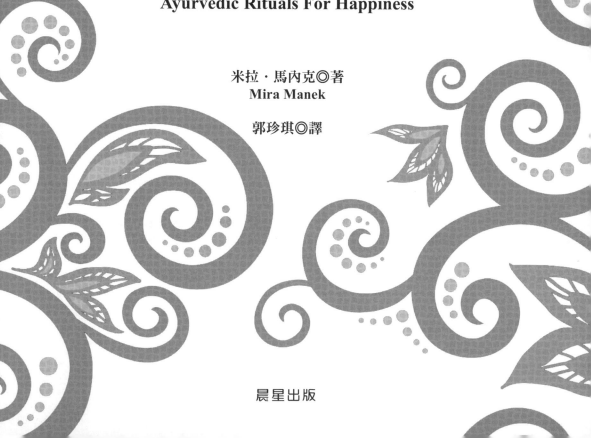

晨星出版

感謝！

印度，我的故鄉
感謝我的父母和祖父母以富有文化和充滿意義的儀式
灌輸和陶冶我們的生活
感謝我的學校聖詹姆斯，傳授梵文
這是解讀經文的一把鑰匙
感謝我的靈性導師莫拉里‧巴普（Morari Bapu）
他的真言、他的智慧和在我生命中一些最神奇的經歷
感謝艾倫‧沃茨（Alan Watts），他的錄音、聲音和哲學
我永遠聽不膩，總是帶著幾分幽默
感謝孤單，讓我從中找到自己
感謝瑜伽和陽光，讓我重新振作
還有感謝我的瑜伽老師，如此的不可思議
最後感謝倫敦，我的家，如此開放
如此包容，永遠激勵著我

推薦序

阿育吠陀的生活美學

在閱讀本書不久前,本巫才觀賞了一部名為《我的完美日常》的電影,電影內容主要敘述主角每天規律看似無聊的生活習慣,卻在生活的細節中處處顯見恬淡細膩的質感,讓生活在心中變得美麗起來。

這也許是宇宙的共時性吧!閱讀這本書時,我腦海裡不斷跳出生活的美麗畫面,就在緩慢而規律的過程中逐漸呈現。是的,瑜伽生活的實踐就是這麼簡單純粹又樸實無華,日復一日規律的練習之下,讓時間在我們的心中緩慢下來,使得我們能好整以暇的看見生命在前進中的變化,生活的溫潤及美於焉現形,這不僅僅是一本分享如何邁向身心健康的書籍,它更是能引導我們如何建立生活美學的基本態度。

此外,本巫想和大家分享的一個概念就是,阿育吠陀和瑜伽嚴格而言是屬於不同縱向發展的知識系統,儘管這兩部知識系統的基礎哲學都源自吠陀哲學 Veda,記得本巫 2013 年夏天在 Banaras Hindu University 參加一個短期的阿育吠陀研習班,當時一位教授就對著一群老外闡明瑜伽和阿育吠陀之間的關聯:「**阿育吠陀是生命的科學,瑜伽是生命科學的實踐**」。兩者之間有著必然的關聯。起源於吠陀知識中的一部分。瑜伽起源於《夜柔吠陀》,而阿育吠陀則起源於《阿闥婆吠陀》。

　　多數人注重養生，因此，常常關注怎麼維持健康，但有系統地學習嚴謹的自然醫學（包含中醫或阿育吠陀），其專業性及複雜性，對多數人而言是沉重的，因為多數時候個人片段雜亂的學習方式，很難精準掌握自己的體質判斷。而現代越來越多人喜愛瑜伽，因為它更容易練習。由於阿育吠陀和瑜伽是相互關聯的，兩者有共同的身體知識。阿育吠陀更著重在疾病的治療，使身體恢復健康（這意味對藥草知識、病理、生理得更專業的看待）；瑜伽注重身心靈和意識的覺察及成長，更著重在健康習慣的養成。因此，這兩個體系在印度被視為姊妹科學，兩者相輔相成。

　　然而這個兩個體系的基本的認識，因在現在主流醫學倍受重視，就連現在多數的印度年輕人也很難分辨清楚兩者之間的差別。所以這本名為《實踐阿育吠陀的生活》其本質上應該稱為《瑜伽的完美日常》更為貼切，希望現在生活日常正擁抱瑜伽的「伽人」，或是正徘徊於是否下定決心改變生活方式的人，請您放心收下這本書；展開雙臂、敞開身心，放鬆地體驗您的完美日常。

島嶼芳療師 Fanna

島嶼芳療師是一個遵從自然醫學邏輯，
致力於推廣從心理諮商到心靈成長路徑的實踐者。

簡介

- 輔大心理系碩士
- 2003 年研習中醫至今
- 2009 年研習西藏頌缽至今
- 1997 年學習芳香療法至今
- 2006 年研習阿育吠陀至今
- 2013 年研習西藏醫學至今

推薦序

推薦序

生命是一種神聖的儀式

　　我的阿育吠陀之旅始於一次意外的印度之行，當時我生病了，並與一位阿育吠陀醫生有了一次改變命運的相遇。

　　與我以往看西醫的經驗截然不同，這位特別的阿育吠陀醫生，花了將近一小時深入了解我的身心狀態——從我脈搏、日常作息、飲食習慣、壓力反應、情緒狀態、甚是晚上的夢境他都一一細心分析。最後他開出了一個獨特的「太陽浴」療法：穿著白色衣服，赤腳觸碰泥土，並背曬太陽直到開始流汗。他請我做完太陽浴後再來回診，在這期間他會從自己的花園裡採集和製作屬於我的草藥藥物。

　　第二天，我不僅收到了新鮮熬煮的草藥，醫生還給了我瑜伽動作的指導、冥想技巧，以及一個加速康復的咒語 Mantra。從那個時候開始，我對阿育吠陀的整合療法開始感到好奇，更下定決心要深入了解這門古老智慧。

　　時光飛逝，過去十年我不斷在研習阿育吠陀，並也成為了阿育吠陀療癒師開始分享我的經驗。阿育吠陀不僅幫助我治癒了許多身體的問題，更引導我走上了一條靈性之路——在這條路上，我不是與大自然分離，而是成為其中不可或缺的一部分，與所有生物深深地相互關聯。

遵循自然的節奏生活，正如 Mira 在這本書中美麗地展示的那樣，讓我們的細胞變得聰明；讓我們的身體得以康復；讓我們的靈魂得以茁壯。

在這本書中，作者 Mira 邀請我們進入她的世界，分享她生活方式的親密細節，並提供實用的建議──從她最愛的美食到音樂播放清單，感覺就像是與一位親密的朋友談心。

阿育吠陀書籍通常會有深奧理論和難以理解的術語，但是這本書不一樣，作者 Mira 的寫作風格清晰簡單，她摘下了阿育吠陀的神秘面紗，使其原則和實踐對所有人都易於理解。我特別喜歡書中作者 Mira 分享她童年的故事，她生動地描繪了靈性智慧在印度是如何被融入日常生活和文化中。透過她的故事，我們被帶到她家鄉充滿活力的街道，那裡大自然的節奏和人們的正念讓生活每一刻都充滿了魔力和意義。

我由衷地贊同 Mira 的說法，生命是一種神聖的儀式。在一個經常在義務和分心中匆忙過去的世界裡，阿育吠陀成為了一個錨，讓我們扎根於當下，讓我們的日子充滿了意義和目的。

《實踐阿育吠陀的生活》不僅僅是一本書──它也是一本日記，是一本指南，教導我們過上一種光輝健康、無盡喜悅和深刻滿足的生活。願它激勵你愛上阿育吠陀，開始你自己的通往真正幸福的旅程。

Lydia Chang
起源瑜伽創辦人／阿育吠陀療程師

目錄
Contents

▼

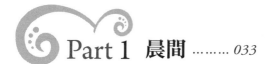

Part 1　晨間 ……… 033

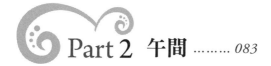

Part 2　午間 ……… 083

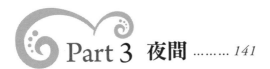

Part 3 夜間

❧ 簡介 ❧

　　打從我有記憶以來，我每天早晨總是在晨禱拉格（ragas，印度傳統音樂）和檀香線香（agarbatti）中醒來，這是一種非常規律的生活，也是我父親每天做的第一件例行公事。

　　在我 20 多歲，待在國外生活的那些年，每當我睜開眼睛，我都會想起這兩件事。有時我會點線香，但我無法播放拉格音樂。當時，我不認為醒來時一片寂靜會困擾我，事到如今，當我回首往事，我才憶起那種寂靜讓人心驚的感覺，尤其是在我的婚姻破裂，試圖在孤獨深淵中生存的日子。

　　現在我意識到，小小的儀式可以提升靈魂，在醒來時聽到正向的音樂或讓我們會心一笑的事物，即使只是內心的感受，都能帶來正能量。隨著時間的推移，這種正能量會內化成為我們的一部分，影響我們的思想，提升我們的情緒。當我領教過缺少拉格樂曲和線香的生活後，對我而言它們才變得有意義。這就是儀式的美妙之處，一旦習慣了，自然而然它們就會融入生活中。

　　從小我就習慣一些小事，日後變成我的常規，成為我的儀式。儀式可以每天進行，例如深呼吸；也可以配合時節進行，例如在寒冷的月份吃薑和薑黃。就像我們刷牙或在上班途中買一杯晨間咖啡一樣，有一些特定的儀式可以在人生的不同時期讓我們感到安定。

儀式是一種可以讓我們與自己內在保持和諧的美好習慣，不需要固定的程序或模式，也不受時間的束縛，它們讓我們與季節和諧共處；讓我們有目標；讓我們腳踏實地。你可以自行挑選，找到適合自己的一套儀式融入日常生活，從而建立屬於自己的語言，就像母語一樣自然，一種可以讓你回歸內在的真言。本書的目的是協助你選擇可以做和想做，以及對你有幫助的事。

花點時間心懷感謝，進行呼吸練習或瑜伽，在會議前靜心，記得細嚼慢嚥，啜飲熱檸檬水。你可以規劃自己的實踐清單，並且隨時編輯和添加。一早醒來花五分鐘保持靜默，內觀或進行補充能量，或是排毒的呼吸練習，這有助於設定一整天的基調。

我把這本書中的儀式當作是一種生活工具包，這個工具包源自於印度和阿育吠陀的原則。在這本書中，我選擇一些對我生活有意義的實踐，然後優化它們，並添加其他的儀式，將它們與靈性和哲學的思想結合在一起。透過這些，你可以建立自己的個人工具箱，一個應對生活低潮的彈力包，成為避免進一步深陷困境的盾牌，以及一種反彈脫困的解方。

這本書中的儀式可以讓你早上充滿活力，增加白天的抗壓性，並在晚上回家後感到平靜舒壓。選擇振奮人心的肯定語，了解真言的力量，探索呼吸的深度，並瀏覽一系列古老的療法，從腹脹到緩解頭痛都包含在中。也提供了一天中不同時段的食譜，包括簡單而詳細的平日午餐準備指南，以及如何根據阿育吠陀進行飲食的資訊。

這些儀式也是讓你與自己連結、發現自我、重新找回你與生俱來

的魔力、迷人之處和能量的一種方式。這些儀式可以幫助你擁有幸福和健康的光彩，同時提高你的意識和臨在。

我們都會經歷不同程度的黑暗和光明時刻，因為生命是一場驚人的平衡之旅。但我們要如何應對並走出黑暗；如何在不快樂的心境下處理日常焦慮，以及如何從中解脫，重拾清晰和幸福的人生？

阿育吠陀認知到身心與靈魂之間的連結；生活的智慧和哲學與我們的身體健康密不可分。生活中的壓力和恐懼會影響我們的身心健康，也影響我們的壽命，因此，我們要學習印度哲學中古老的智慧——無論是像正念這麼簡單的事情，還是靈魂與內在自我的概念，都能使我們更穩定與充滿力量，讓我們深入理解生命的意義，並賦予我們處理生活狀況的能力。

你永遠不知道在面對悲劇時，無論是死亡、分手，還是任何困境，自己會如何應對，有時會讓人措手不及。在這裡，你的日常練習、幸福儀式可以成為你的生存工具箱，讓你能夠應對任何巨浪，隨著浪潮漂浮，讓自己順應其中，而非與之對抗。並希望最終能安然到達彼岸，也許有些震盪，但無疑是一場轉變。當你深陷困境，你可能很難保持頭腦清醒，但最終悲劇很可能成為你的終極良藥。往內在探索，光是倖存下來就已經足夠。我們需要給予這種力量成長的空間，通常是在生命中最痛苦的時刻，讓我們真實的自我完全展現。冥想、靜坐、傾聽內心的聲音、觀察流經全身的情緒，在記憶中穿梭但又回到當下，所有這些都將重新連結我們與自己真實的身分，讓我們看見自己在與他人連結、職業頭銜，以及社群眼中被定義表層下的真我。

　　將那些吸引你的事物養成習慣，讓它們成為生活的一部分。無論是在快樂還是充滿壓力的日子，這就是你與自己內在的連結、療癒自己，讓自己更有活力的一串鑰匙。

❧ 我的旅程 ❧

　　我在一個非常傳統的印度大家庭中長大。古吉拉特語（Gujarati）
是我的母語，我們在節日和家庭場合中會穿夏瓦兒（salwaar，寬鬆的
燈籠褲款）和紗麗（saris，印度婦女包裹全身的長條布）。在印度新
年那天放假一天；在為期九天的九夜節幾乎每晚都在跳舞；在排燈節
時向祖父學習蘭果麗（rangolis，一種傳統藝術，在節日期間使用彩
色米、沙子或花瓣在地上創作繽紛的彩繪圖案）。在人生重要的時刻
會舉行美麗的儀式，從嬰兒出生後第六天舉行的恰蒂（Chaathi），
這是一種迎接新生兒、算命的儀式，到一歲時剃髮的巴爾穆瓦拉
（balmuwara）儀式，以及類似準媽媽產前派對的科羅（khoro）儀
式。我很小就在印度各地旅行，主要是和我的靈性導師莫拉里・巴普
（Morari Bapu）一起參加在村莊和城市舉行的 Ram Katha 靈性誦唱，
並探索這個多彩繽紛的國家。我的經歷非常有趣且多采多姿，從向
居住在賈伊浦爾有「瑜伽之母」之稱的 85 歲的達亞・維亞斯（Daya
Vyas）學習瑜伽，到位於艾哈達巴德的甘地阿什拉姆靜修處，與
Manav Sadhna 本地專為不同的貧民窟社區和兒童設立的非營利組織合
作，再到位於南印度的阿育吠陀度假村獨自度過我的 18 歲生日！我
不太記得當時的細節，但我父親總是能在我環遊印度的期間，從喀拉
拉邦到加爾各答的各個地方，為我找到一個新的阿育吠陀度假村。那

時的我變胖了，臉上有青春痘，所以我非常投入阿育吠陀的實踐中，積極地排毒和淨化身體，即使我不太明白那些油和按摩的作用，以及為何食物具有神奇的療效。

大約從青少年後期開始，我的生活變成一連串斷斷續續的學習、工作和旅行，隨著年齡的增長，旅行的時間也變長。即使結婚了，我仍然在杜拜和烏干達兩地來回生活，作為一名旅遊記者四處旅行，我認為這個職業與我的丈夫周遊各地的生活相得益彰。這意味著我的生活變得一團混亂，不再像以前那樣平衡。我很喜歡那段時光，我以自由靈魂的代表為榮，滿懷驕傲和沾沾自喜，但我的健康、情緒以及後來的婚姻也陷入困境。

婚後，在我住在杜拜的那段時間，我遇到一位阿育吠陀的醫生（Vaidya）。他透過把脈告訴我關於我的身體問題、生活和過往的一切，內容精準無誤。最後，他微笑略帶猶豫地補充道：「米拉，你少了喜悅的脈動，我感覺不到任何幸福。」當時的我並不認為我不快樂，但實際上我只是在過生活，抱著妥協的心態面對婚姻中的孤獨感，越是努力內心就越空虛。這種麻木感很快變成了憂鬱、憤怒和怒氣，或者更明確地形容是潰堤化為這些情緒。

直到多年後的今天，我才明白那種脈動，是內心喜悅的意義。**重振生命的脈動需要時間，在重新覺醒的過程中，可能會真實的展開一場奇蹟般的轉變**。正是這種脈動賦予靈魂生命，提供生存的理由，同時也是連結的本質。

我從未意識到我的生活中有這麼多事情需要改變：我被規條制

約、我被自己的看法限制、我被自己的思考模式框住。這些與我如何看待與感知自己的身體，以及我對美的理念有關。尋找靈魂的旅程與找回平衡和健康密不可分。

轉變就像分娩的過程，痛苦時刻讓人難以忍受，你只想停止這種煎熬，但你必須堅持下去，最終，你會凝視著這個美麗的新生兒。同樣地，當你在絕對的低潮時，你可能會覺得快被淹沒，但在這些最深層的情緒中蘊含著智慧，如果你允許它們發生，你可能會發現一場奇蹟般的轉變，一種力量的重生，深藏而被壓抑的所有喜悅都會湧現。

通常是情感潰堤引導我們找到生命的目標並做出改變。練習瑜伽、內省、運用呼吸和靜心的儀式，不僅可以幫助我們清晰思緒、頭腦和心靈，還可以在我們身陷危機時提供隨時可用的工具。在高壓的情況下，我們能夠將這些工具轉化為武器保護自己，幫助我們接受現狀，並理解痛苦是旅程的一部分，同時戰勝逆境，帶著成長的啟發快速擺脫困境。

般若 (Prajñā)

　　般若（Prajñā）是梵文，意為終極智慧。它由兩個字組成，pra意為「之前」或「至高無上」；jñā意為「知識」或「意識」。它被譯為直覺智慧、本源知識和深刻理解。般若是透過靜心領悟，類似shunyata是空性（虛無）的概念，只是觀察和記錄心靈的思想和事件，不與我們的故事或經驗連結，不將過去和當下發生的事情連結，也不做任何預設。純粹是活在當下，保持正念，就在此時此地，讓我們更接近般若。

　　般若的概念，很像禪宗哲學，是一種出於自發性，隨機應變與輕鬆面對生活中的突發事件，就像打嗝一樣出乎意料。這並不意味著坐以待斃或對生活麻木不仁；相反，這擁有人類所有的情緒反應，但帶有一種內在的詼諧感，身在其中同時又是觀察者，這是一場與自我互動的秘密遊戲。

　　這體現在禪宗的「無心」（Mushin）概念中。Mushin譯為「無心之心」或無心，一顆全然「臨在」的心，沒有憂慮、沒有憤怒和恐懼，一顆全然覺知的心。這是一種體悟，意識到我們不需要為解脫生死輪迴而努力，而是專注在當下的喜悅與臨在，帶著意識生活，這本身就是解脫，是終極的自由。然而，靈性覺醒不應該帶有一絲的優越感，這只是一條選擇的道路，提供我們一個新的視角來觀察這個世界

以及身在其中的我們。

正念是一個美妙且易於理解的概念，由於我們的生活早已遠離當下，至今才理解這種脫節的影響，因此廣為流行。這個概念源自於所有宗教的靈性領域。般若就是這種領悟的具體表現，無論我們做什麼，活在當下以輕鬆的心態看待生命的過程，透過靜心進入更高的意識，並在生命的虛無（shunyata）中找到快樂。

阿育吠陀是人生福祉的工具箱，開啟我們的雙眼，讓我們進入般若的境界。靜心、觀察呼吸並練習啟動脈輪（能量點）和體內通道的儀式，使我們的生命能量（Prajñā）可以自由流動，為心靈進入更高意識的領域提供空間。一旦你開始加深呼吸，你會開始觀察呼吸，然後觀察身體，這反過來能讓你將身體視為自性以外的一部份，並理解你在這個地球上的靈性體驗，這就是般若。

帶著這份理解，將這個世界視為瑪雅、魔幻或泡影，覺察我們對生命的體驗而非執著於現實，讓我們處於喜悅或阿南達（Ananda）的心境。這份喜悅來自於生活中的幽默感，從容輕鬆看待生活，並理解生命的高低起伏是人生重要的必經過程。

理解這一生是一種經歷，身在其中卻又能夠抽身超然觀察，使我們有更深刻的洞見和觀點。這就像我們心中的烏雲消散，看見藍天。濃烈的情緒依然存在，但隨著智慧的增長帶來自由、無懼，以及對生命的熱情。般若是更高的智慧、靈性的洞察和覺醒的真理。它不是關於上帝或宗教的知識；不是智力也不是在於虔誠和祈禱，儘管它可能涵蓋所有這些元素。

❧ 阿育吠陀 ❧

　　阿育吠陀（Ayurveda）是梵文，意指生命的知識、科學或經典，是印度傳統整體醫學的基礎。這一經典的教義如今仍和數千年前一樣具有重要的意義。阿育吠陀是世上最古老的醫學系統之一，是由古代先知、聖賢和自然科學家發展而來，基於人類是來自自然和宇宙，因此我們的身體節律和身心健康密不可分。

　　阿育吠陀的核心是平衡與自然和諧相處。當你進食時，例如最豐盛的一餐在正午時分吃，此時太陽能量最強，所以你的阿耆尼（agni）也最強，這與你吃什麼或是吃多少同樣重要。運動、瑜伽和食物息息相關，保持心平氣和，不要受壓力干擾是整體健康重要的一部分。因此，這是一種結合思想、身體和心靈的元素；一種全面、純淨和滋養的生活方式。飲食選擇清淡、充滿能量和生命能量（prana）的食物，因為在古老的《奧義書》（The Upanishads）經文中記載：食物即是婆羅門（Brahman）、更高的意識、真我和神聖的表現。

　　阿育吠陀傳授許多我們可以應用於日常生活的實踐和指南，從如何保養消化功能到如何根據自己的體質飲食，以及為何我們的體質與他人不同。**它是一種集結哲學的實用科學，總體原則是透過執行日常儀式來實現悅性（sattvic）的生活，以達到平衡、預防疾病並促進長**

壽的目的──所有這些都能讓人充滿喜悅。

～ 體能元素（Doshas）與體液（humors）

阿育吠陀醫學以平衡與和諧為基礎。我們的健康和幸福取決於與環境和諧共處，以及掌握身體內部力量或能量之間的平衡。首先，體內有三種基本能量，即體能元素（doshas），它們分別為 **vata**：流動性的風能；**pitta**：轉化性的火能；**kapha**：凝聚性的水能。我們由這些體能元素構成，體內這三者的平衡決定我們的身體和情緒的體質。正是這一點決定了我們應該和不應該吃什麼，我們一天中能量水平的起伏，以及根據季節的變化。阿育吠陀醫師可以準確評估身體中哪些元素平衡，哪些不平衡，然後進行診斷。透過實施特定的做法和改變，我們可以根據自己的體質生活，並保持體內平衡。在阿育吠陀中，這種平衡是健康身心的關鍵。

這與希波克拉底提出的希臘醫學中的體液概念相似。**humors** 指的是體液，包括血液、痰液、黃膽汁和黑膽汁，希臘醫學指出這是人體組成的四大元素。氣質與這些體液有關──樂觀、易怒、憂鬱和鎮定。就像體能元素一樣，適當比例和平衡的體液是健康身心的關鍵。

～ 本質與品質

除了形成我們生理構造的體能元素之外，還有三種被稱為「質

性」（gunas）的重要特質，它們決定我們的心理特質，同時也存在於我們的行為、飲食和習慣中。這些特質包括 **Sattva**（悅性：純質和平衡）、**Rajas**（激性：激質和活動力）和 **Tamas**（惰性：鈍質和無生命力），它們與我們的意識水平和性格、我們飲食中存在的能量與帶給我們的感覺等有關。我們的身體和我們所做的一切都是這三種質性的複雜交互作用，但透過意識到這一點，我們可以試圖讓生活融入更多悅性（sattvic）與激質（rajasic）的品質。這也與飲食有關：悅性食物是純淨、新鮮且微調味的食物，能為我們帶來正能量與平靜。激質食物味道濃烈，可能是辛辣的、甜的或刺激的食物，可以激發腹部的力量、雄心和高能量。最後，鈍質（tamasic）食物包括肉類、酒精和油炸食品，可能會導致慵懶、倦怠、煩躁等特質。基本上，我們所吃的食物是我們的生命和能量來源，不僅可以滋養我們的思想，也可以改變我們整體的身心狀態。

⚜ 脈輪

「Chakra」一詞譯為「輪」或「盤」。在我們的體內有七個主要的脈輪，或者是能量和光的輪盤，從脊椎底部一直延伸到頭頂，一種稱為氣（prana）的無形能量或生命力流經這些能量中心。當脈輪排列整齊並開啟時，氣（prana）可以在這些脈輪中自由流動，讓身體保持平衡。當身體和情感上出現問題都可能導致脈輪堵塞，而透過呼吸法、瑜伽和冥想可以幫助疏通這些能量中心並恢復平衡。

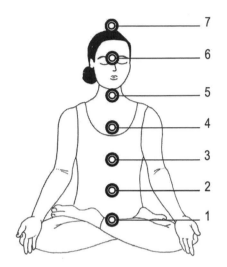

　　第一個脈輪是海底輪（Muladhara），位於脊椎底部。這是穩定且安全感的脈輪，包含前三椎骨、膀胱和結腸。

　　第二個脈輪是臍輪（Svadhisthana）或生殖輪，位於恥骨上方、肚臍下方，代表我們的創造力和性能量的中心。

　　第三脈輪是位於上腹部的太陽輪（Manipura）或太陽神經叢。這是我們自信和個人力量的來源。

　　第四個脈輪是心輪（Anahata），位於心臟上方的胸部中心，連下半部的物質脈輪和上半部的靈性脈輪，是我們的身體、思想、情緒和心靈之間的橋樑。這是愛與喜悅的脈輪。

第五脈輪是喉輪（Vishuddha），位於喉嚨區域，包括頸部、甲狀腺、下巴、口腔和舌頭。這是我們溝通、口語表達和說出真相的來源。

第六脈輪是眉心輪（Ajna），位於眉心之間。這是我們的直覺和智慧的中心。

第七脈輪是頂輪（Sahaswara），位於頭頂（最上方）。這是開悟、靈性連結和喜悅的脈輪，也是我們與神聖連接的中心。

與大自然連結

我們的身心原本與大自然和諧共振。隨著時間的推移，在忙碌的生活和無數的干擾、分心和誘惑中，我們漸漸失去這種本能。阿育吠陀是再次找到這種連結的方法，一種回歸根本的生活方式，其核心為自我覺察。冥想就是練習自我覺察，領悟內在的聲音，傾聽我們的身體，並與大自然連結，而「臨在」則是體現這一切的關鍵，也就是正念的起源。

根據阿育吠陀的觀點，人類來自自然，因此我們必須找到一種方法來彌補古老和現代生活方式之間的差距，一種與我們根源連接的方法，就像樹木一樣，牢牢紮根穩定自己，讓我們在面對生命猛烈的風暴和熾熱陽光下的考驗依然屹立不搖。健康和療癒的答案在於各種感官和元素的平衡，無論是在我們的身心靈或是在整個宇宙。

ᕮᕮ 能量來源：「普拉納」生命之氣息（prana）、氣（chi）或氣息（pneuma）

阿育吠陀、中醫和古希臘醫學儘管在世界不同地區獨立發展，但它們有一個共同的關鍵特點，即確認能量的存在，也就是生命能量「普拉納」——生命之氣息（prana，阿育吠陀）、氣（chi，中國）或氣息（pneuma，希臘），這種能量流經身體，形成我們體內所有動能的基礎。這種能量流經的能量中心稱為氣脈（nadis，印度系統）或經絡（中國系統）。當這些中心受阻則會阻塞能量在體內流動，這就是低能量與疾病的原因。

針灸、穴位按摩、按摩和瑜伽等治療系統都是建立在「普拉納」或「氣」的原理之上。它們有助於消除能量阻塞，從而讓能量自由流經能量通道。這也是脈輪發揮作用所在，能量或普拉納的流動是生理身體、能量體和因果體的能量，流經 35 萬條氣脈，這些氣脈的能量交會點稱為氣脈輪（nadichakras）。

通常情緒和創傷會卡住並儲存在我們體內不同的部位。中國人認為，肝主怒、腎主恐、肺主悲，每種情緒都有其歸宿，這就是為什麼你的身體可能在某些特定區域持續疼痛，你可能需要定期按摩，期望藉此疼痛會消失。這也是為什麼要讓真正熟悉身體，並了解身心靈之間關係的人進行治療，像是針灸、馬爾瑪（marma）能量穴位按摩或足底反射療法，可能比只有按摩更具轉化力，按摩確實可以暫時緩解，但可能無法解決整體問題的根本原因。

阿耆尼（Agni），消化之火

在印度的靈性和吠陀儀式中，會點燃哈瓦（havan）、火祭（yagna）或靈性之火，並在念誦真言的同時將阿布提（abuti）或祭品投入火中。火會吸收並利用其所需的物質，使火焰更明亮，並將其他物質燃燒殆盡。同樣，煮熟的食物會點燃我們的消化之火，之後身體會吸收所需的營養並排除不需要的物質。吃煮熟的食物、喝溫熱水、兩餐之間禁食以及練習瑜伽和調息（請參閱第 40 頁）都有助於刺激消化之火。擁有良好的消化系統，細心呵護消化之火意味著我們會產生一種名為歐加斯（ojas）的生化或微妙生命能量。這是我們消化的果實，是我們由內而外散發出來的光芒，來自於自由流動生命氣息的普拉納，是我們身心和諧的本質。

營養和食物

之前提及的悅性（sattvic）食物主要是素食、新鮮煮熟的熱食、容易消化的食物（烹飪食物可以增加其消化率）以及不會太辣或太油膩的食物。身體需仰賴食物生存，正確的飲食可以預防疾病，有助於治療身心。食物是我們的能量來源，具有生命力，但人工或速食食品則缺少這種生命力。透過烹飪的過程與大自然連結，了解我們所吃的食物，並將美好的意念注入食物中，這有助於悅性的生活方式，適量和空腹進食也是如此。印度食物起源於阿育吠陀烹飪，隨著時間的流

逝，其中一些內容在翻譯過程中早已失傳，現代印度料理以過多的油和香料著稱，然而，過去那種樸實的烹飪風格，其風味更細緻、多樣且容易料理，每種香料各有其健康的益處，不同的香料組合帶來不同的風味，並確保食物的多樣性，讓飲食充滿樂趣。

❧ 六味俱全

在阿育吠陀中，每一餐應該包含所有的六味——鹹、酸、甜、苦、辣、澀。每一種味道對我們的體能元素（doshas）都會產生影響，可以用來平衡體內最不平衡的體能元素。**vata** 體質是透過鹹、酸、甜來平衡；**pitta** 是透過苦、甜、澀來平衡；**kapha** 是透過辛、苦、澀來平衡。將每種味道融入餐中可以讓我們感到滿足，避免餐後嘴饞，並預防在接下來的幾個小時內吃零食。這是阿育吠陀重要的原則之一：在前一餐尚未完全消化之前，不要接著吃下一餐，以維持消化之火的活力。根據阿育吠陀的原理，我們應該依據自己的體質進食，如果我們真的與自己的身體協調同步，應該類似於直覺進食，知道我們的身體需要什麼，並接受其引導。若要了解更多有關你的體能元素和身體類型的信息，你可以諮詢阿育吠陀醫生（參見 234 頁）。

❧ 阿育吠陀的歷史

　　多年來，我們現在所知的阿育吠陀資訊是透過印度最早的經文《吠陀經》（Vedas）口耳相傳。隨後，這些訊息被記錄在各種吠陀經的經文中，從《梨俱吠陀》（Rig Veda，又譯為《歌詠明論》。大約 4,500 年前）到《阿闥婆吠陀》（Atharva Veda，又譯為《禳災明論》大約 3,200 年前），以頌讚的形式描述古印度的草藥和藥物。之後，包含這些知識的內文在旁遮普邦（Punjab）的《遮羅迦本集》（Charaka Samhita）和瓦拉那西，又名為貝那拉斯（Benares）的《妙聞本集》（Susruta Samhita）中進一步闡述，這兩本文獻分別由阿育吠陀老師查拉卡（Charaka）和蘇斯塔（Susruta）所撰寫。阿育吠陀在阿育王（King Ashoka）統治時期蓬勃發展，阿育王在皈依佛教後不再使用暴力，於是阿育吠陀成為藏傳佛教治療體系的基礎，也影響了一部分的中醫。在西元 11 至 12 世紀期間，穆斯林入侵印度，阿育吠陀被希臘醫生希波克拉底創立的尤納尼（Unani）醫學體系所取代。該體系至今仍然存在，不過兩者都是古老的醫學體系，都相信植物療法和飲食的重要性，同時也是基於體質的觀念，並且意識到身心靈之間的關係。直到英國統治印度時期，阿育吠陀受到壓制。1833 年，英國關閉印度所有的阿育吠陀學院，只允許傳授西方醫學。在印度獨立後，由於得到政府的支持，阿育吠陀學校和藥局再次興起，時至今日，我們看到了這門古老科學的復興，阿育吠陀比以往任何時候都更受歡迎，不僅僅在印度，而是遍及全世界。

⟆ 補充品

自從幾年前，我因為一次在跑步，另一次在跳舞時腳骨折後，我開始對飲食和補充劑更加謹慎。造成這些傷害或許可能不是源自於我的飲食，但假使我的骨頭能更強壯，撞擊的影響可能不會那麼嚴重，或者有可能只是腳踝扭傷而不是骨折。

在理想的情況下，我們應該能從食物和飲食中獲得所需的營養，但我們生活在一個食物通常不是直接來自大地的時代。根據蔬菜或水果的不同，其儲存時間可能從 1 週到 12 個月不等。因此，營養物質（根據阿育吠陀的理念，這些新鮮食物也存在著 prana 生命的氣息）不可避免的會減少，這就是為什麼我們很難只靠食物來源獲得身心所需的所有營養物質。營養豐富的蔬菜在從土壤中採收幾週或幾個月後食用，可能已經失去一些，甚至大部分的營養。此外，對於素食者或嚴格素食者來說，從植物來源獲取足夠的某些維生素和礦物質可能更加困難。因此，補充品可以幫助所有的飲食。

例如，維生素 D 缺乏會導致骨質密度下降和憂鬱症等神經系統疾病。鐵缺乏這在素食者中更為常見，可能會導致貧血和極度疲勞。如果你經常出現肌肉痙攣且無法正常入睡，則可能是缺乏鎂的徵兆。檢測缺乏哪些營養素（例如鎂）可能很困難，因為這不是例行血液檢查的一部分，但它是一種至關重要的礦物質。因此，了解維生素或礦物質不足的症狀是什麼，知道哪些食物含有我們所需的營養，並且補充特定的營養補充品非常重要。此外，了解營養素的協同作用也很重

要；例如維生素 D 和維生素 K2（存在於雞蛋、奶油和印度酥油中）共同維持體內鈣的平衡。同樣也要知道營養素是如何被消耗，像是酒精和碳酸飲料，由於其高磷酸鹽和糖含量，以及利尿的特性會降低體內的鎂，一切都會相互影響。這就是為什麼均衡飲食如此重要，除非對某種食物過敏，否則不要放棄完整的食物類別。

　　阿育吠陀的核心理念在於維持體內的平衡，在阿育吠陀問世的年代，可能沒有想過維生素缺乏的問題，但現在我們擁有豐富的資訊、專業的營養師和先進的醫生，以及古老的印度和中國醫學體系。因此，我們仍然可以採用阿育吠陀和古老的療法，但以嶄新的研究來調整和強化這門永恆的科學。正如一位中醫告訴我：在成堆的金粉和成堆的垃圾中——你只需要找到金粉和對你有效的方法。

在瑜伽中找到喜悅

印度總是吸引著我，讓我感到生氣蓬勃。孟買街頭活力四射的動能，乘坐人力車穿過塵土飛揚的燠熱，馬路旁一側傳來製作孟買三明治的味道，另一側是香甜的馬薩拉奶茶；自製、起泡、熱騰騰的 kichri kadhi（米和扁豆混合物），就像我祖母做的一樣：用古吉拉特語交談，親切、純樸且幽默，通宵的火車旅程，被在月台邊跑上跑下叫賣「茶」的茶攤小販吵醒。欣賞枝條錯綜複雜的老樹；德里的市場酷熱難耐；廟宇中燃燒線香的氣味，鐘聲響起。再到北邊是瑞詩凱詩山丘，恆河洶湧澎湃，以及喜馬拉雅山令人著迷的寂靜。正是這些體驗，在瞬間喚醒每一種感官，就是這種令人難以置信的強烈對比，印度一次又一次地吸引著我，讓我意識到我是十足的印度魂。

從我有記憶以來，雖然我經常去印度，但直到我的生活開始崩解，我才將印度視為我最好的朋友。在經歷一段孤獨的婚姻和漫長的離婚掙扎歲月後，我開始更頻繁地回到印度並發現了瑜伽。當我在孟買，瑜伽之家成為我新發現的天堂，我在那裡練習瑜伽，然後一邊閱讀和寫作，一邊吃著他們具有療癒作用的阿育吠陀食物。在那段時間裡，我開始慢慢地解決我的食物問題，意識到為什麼我需要吃有營養的食物，因為這讓我感覺更好，以及為什麼我應該回歸到從小到大吃的古吉拉特家常食物，也就是阿育吠陀和悅性食物，我找到了人生的新方向。

❧ 印度的生活和儀式 ❧

　　在印度的家庭和街頭，到處充滿一種儀式感、專注感和目的感。當我還是個小女孩時，我的祖母會和她的朋友一起攪拌恰斯（chaas）酪乳，這是一個長達一個小時的過程，需要全身運動和扭動臀部。她會把裝滿水的水罐放在頭頂上和臀部並保持平衡——這是一個鍛鍊身體的實用方法。

　　在孟買的街頭，我會看到一些男人在上班的途中啜飲他們的茶，完全沉浸在那一杯茶中，一邊深呼吸，一邊慢慢地品嘗，等待茶中那股甘甜、辛辣、濃烈、滾燙的能量滲入他們的血液。

　　從鄉村到城市，午後的短暫小睡（aram）是一天中不可或缺的一部分，是飽餐後必要的休息，也是在正午陽光最強時待在室內涼爽地方的方式。我經常看到人力車夫和計程車司機在午後大熱天裡躺在傾斜的汽車座椅上打盹。

　　阿爾蒂（Aarti，燃香儀式）時間，類似宗教祈禱的儀式，通常在清晨和黃昏時於寺廟或人們的家中進行。在盤子上燃一盞蠟燭，透過歌聲和祈禱表達虔誠，同時面向神明，以順時針的方向移動火焰或蠟燭。

　　某些儀式的緣由可能無法解釋或理解，但使用紅粉（kumkum）在家門口製成一個「卐」（sathiya）或「卐」和「卍」（swastika）符號，或者女性在眉心點上紅點（bindi），以及聖者通常用純檀香

膏製成的提克拉（tilak）塗抹在額頭上，以啟動第三眼，這些都是有其原因。冬天吃像是小米這類較紮實的穀物可以讓人保持溫暖、充沛精力並感到飽足，而在夏天喝恰斯（chaas）酪乳或拉西（lassi）使身體降溫，都是其來有自。

每個文化和文明的美麗古老儀式都有其原因，這些儀式有其目的且恆久不變，但在我們的現代生活中可能顯得不切實際或沒有意義，因此逐漸被遺忘。隨著瑜伽的復興，串珠念珠在西方越來越受歡迎。許多人意識到念誦真言的力量，並身體力行，但這些有意義的傳統實踐在印度一代又一代之間漸漸失傳。我們從小到大習慣在熱牛奶中拌入薑黃作為感冒或冬季療法的藥用飲品，但我們總是不情願被迫喝下而不是一種享受。現在，大約過了二、三十年，我隨時都會來上一杯，並在自己的咖啡館裡供應，如今看似稀鬆平常，但若在幾年前，看到菜單上有薑黃拿鐵，我可能會非常驚訝！

我們害怕死亡，這是我們避而不談的話題，即使在我的家庭中也是如此。然而，在印度一些家族中，死亡是一場盛大的慶典（mahotsav），是對生命的慶祝，整個過程充滿音樂，從夜晚開始的遊行到寺廟裡舉行盛宴和音樂，直到凌晨。這在印度並不常見，但能夠體驗這種對一個人生命的歡慶，並帶著喜悅送走他們的靈魂，而不是為他們失去肉體而哀悼，這真的是一種美好的體驗。

在某些方面，西方世界賦予了實踐阿育吠陀的新意義和理解。當我姐姐在哺乳期間，我們的母親堅持讓她吃特定的食物，例如蒔蘿咖哩、拉布（raab）（參見第 169 頁）和卡特魯（katlu）自製能量塊

（含有超過 30 種成分，包括印度粗糖、印度酥油和 goondh 食用的樹脂膠糖）。然而，我們的母親無法解釋確切的原因，儘管她知道它們有助於泌乳、修復身體和母親及嬰兒的消化系統。這些智慧深植在我們的父母和祖父母的記憶中，值得我們好好學習，對他們來說，這是很自然的生活常識，而我們現在才發現並意識到其中的好處。

　　另一方面，我們有必要挑戰和質疑某些傳統，這些傳統可能是出於恐懼和古老的習性，例如婦女在生理期間不能進入自己家中的寺廟，或者參加儀式或祈禱。實際上，即使古吉拉特語中沒有「生理期」這個詞，但人們會說「chokkhai nathi」：她不乾淨或純潔，這本身就帶著一種羞恥感。此外，月經期間的女性完全被禁止參加為期九天的娜瓦拉特里舞蹈節，然而，這個節日是為了慶祝代表女性神聖能量的安巴瑪女神，且這種舞蹈名為「garba」，本身就是子宮的意思。因此，這些傳統禁忌看似非常荒謬。我能想到的唯一的原因是阿育吠陀認為月經週期是女性身體淨化和重置的機會，所以女性在這個期間需要休息而不是工作、運動或跳舞，或許這個源自於健康的實際原因已經被賦予了宗教的意義。

　　從現代觀點和理解的角度來看，審視這些古老的健康體系和我們實行的一些傳統是合乎效益，甚至有其必要。例如，我們可以理解多年前在印度村莊，當時沒有衛生棉之類的產品，因此有「chokkhai nathi」這個說法，但很明顯在現代是一個需要改變的情況。我們生活中的任何傳統或儀式都必須造福我們，這並非忽視它們的價值，而是質疑它們是否符合乎時宜與是否有其意義。

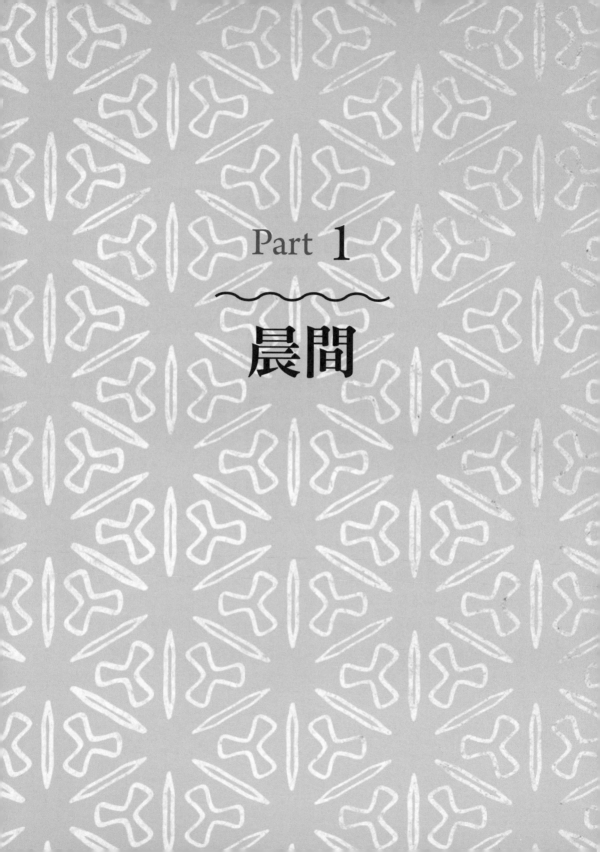

Part 1

晨間

有些時候，我們一早醒來神清氣爽；有些時候，我們心神不寧。無論你醒來時的心情如何，早晨的儀式有助於為一天的氛圍定調。在愉悅的日子裡，這些儀式可以確保好心情持續，讓你一整天都帶著這種輕鬆自在與平靜的感覺。然而，在壓力、心煩和痛苦的時期，感覺不像會是美好的一天，醒來時心情沉重喘不過氣，甚至可能想哭時，這些相同的儀式可以幫助你轉換能量，溫和提振你的心情，讓你重啟新的一天。簡單的實踐很快就會變成習慣，自然而然成為生活的一部分，讓你在早晨第一時間調整好自己，準備以更有活力與正面積極的心態迎接即將來臨的一天。

　　其中一些儀式更具體而言是屬於阿育吠陀療法；另一些則會引發正面的情緒。這些都能幫助你增強活力，並且有助於進行身心方面的排毒。每天花一點時間提振自己，讓自己定下心來，哪怕只有幾分鐘。如果你趕時間，那就讓自己「從容不迫」地趕時間！早晨的能量會影響一整天，因此務必為自己設定好一天的基調。

　　此外，將這些實踐融入你的早晨例行公事中，這意味著它們將成為你生活的一部分，且在困境來臨時你早已做好萬全的準備。

一天的開始

早起

根據阿育吠陀，我們應該在天黑時入睡，日出時醒來，因此理想的睡眠時間為晚上 10 點到早上 6 點之間。這段時間最能有效恢復活力與修復細胞，讓器官重獲能量，消化系統得到充分休息，強化短期記憶。我們的生理節奏是按照自然節律來調節，這就是為何日出時身體會自然醒來。

我是天生的夜貓子，早起對我來說非常困難。然而，我改變我的作息模式，開始在早上 7 點或 7 點半左右起床，這對我來說絕對算是早起。大約十年前，我是一名旅遊記者，經常在深夜寫稿，試圖在全世界沉睡時完成所有的事情。我通常在凌晨 3、4 點睡覺，但這也意味著在最後一小時或半小時，我是邊打瞌睡邊做事，使得我的工作效率變得很低。

一旦我開始早起，我意識到早晨可以完成許多事情，無論是打開我的小筆記本記下靈感和想法，還是進行調息（pranayama）呼吸，以及一些重要的伸展運動。或者只是在起床前，在床上多花一些時間，靜默與自己共處，深呼吸並表達感激之情，這些時刻可以為即將到來的一天注入正向的能量，讓你一整天保持正念與平和的心境。

～ 心懷感恩

我總是試著在早上離家之前，以充滿活力和愉悅的「感恩之心」來開啟新的一天。有時我會列出一些滿懷感激的事物，無論是大聲說出來，或在心裡默默感謝，還是寫下來。這是我在沮喪和孤獨時開始養成的習慣，當時我每天都帶著沉重感入睡和醒來。這種小舉動或微不足道的小事，卻能為生活帶來能量的火花，同時讓感恩成為一種習慣，讓自己每天都很豐盛而不匱乏。我可能不會整天都心懷感激，我們都有憤怒、悲傷或自憐的時刻，但它仍然隱藏在表面之下，隨時可以在我需要的時候召喚。久而久之，以幾句感激的話語作為一天的開始，讓幸福愉悅的氛圍進一步擴散，進入我伸手可及的範圍。

～ 微笑

喜怒悲歡伴隨日常，透過將某些實踐納入日常生活中，那些對我們情緒產生負面影響的因素會逐漸減少，我們整體的身心健康也會大幅改變。用微笑展開新的一天，無論是發自內心還是被迫，即使此刻幸福對你而言似乎遙不可及，很快這會成為一種習慣。這可以讓你想起美好的回憶，甚至讓你開懷大笑，透過釋放讓人感覺良好的神經傳導物質、多巴胺、腦內啡和血清素，可以讓你的身體放鬆，提振你的情緒，甚至可能降低你的心率和血壓。即使躺在床上只是單純的微笑，一開始你可能覺得自己很傻，但這或許就會讓你大笑。這種對自

己微笑看似毫不費力的小舉動具有轉換的力量，扭轉你的一天。

🍂 飲用來自銅壺的水

在開始新的一天時，最好喝前一晚裝滿純銅杯或水壺中的溫水。銅促使水離子化，有助於維持身體的酸鹼值平衡。它還有助於平衡三種能量——瓦塔（vata）、皮塔（pitta）和卡法（kapha），並刺激腸胃蠕動。銅的抗氧化特性有助於對抗導致老化的自由基，其抗菌特性則可以增強免疫系統。不過，你要確保購買的是純銅製成的水壺，在清洗時避免刷洗銅器皿，只要使用半顆檸檬適當清洗即可。

🍂 順應自然

早上醒來後立即喝幾杯溫水，這有助於清理你的消化系統（阿育吠陀指定約一品脫，大約 500 毫升）是一個很好的習慣。前一天晚上太晚吃晚餐，食物消化未完全可能會妨礙排便和調節。在印度，雖然因為衛生狀況不佳，最好避免使用當地的蹲式馬桶，但下蹲的姿勢對促進腸道蠕動和消化非常有益。因此，如果你的消化不良並且經常便秘，你可以在上廁所時使用一個矮凳子來支撐你的腳，這樣可以模擬蹲下的姿勢，並對腸道施加一點壓力。

這是一個經過實踐和驗證的方法，確實有效！當然，瑜伽深蹲也是一個很好的姿勢，每天只要練習一到兩分鐘也有助於排便。雖然習

慣早上排便很理想，但重點是要每天排便，即使在當天晚些時候。便秘可能讓人苦不堪言，會拖累你的生活節奏，讓你感到疲倦。雙腿盤坐（你可以以這種姿勢進行呼吸練習〔請參閱第 40 ～ 42 頁〕）是另一個有助於消化系統蠕動的姿勢。

便秘、脹氣和排氣可能是由各種原因引起，從攝入過多的酸性食物到進食速度和是否攝取足夠水分。請記住，保持水分補充至關重要，而飲酒和咖啡因可能會使你脫水。

刮舌

這可能聽起來很奇怪，但每天刮舌可以清除舌頭上積聚的毒素，並清除體內的毒素。在阿育吠陀中，「毒素（ama）」是當我們無法完全消化食物或無法適當淨化體內毒素積聚的結果（與「生命能量（ojas）」相反，請參閱第 24 頁），或者心中尚未化解的情緒。你可以購買銀、銅或不銹鋼材質的阿育吠陀刮舌器。由於銅具有抗菌特性，是最好的選擇。刮舌要在刷牙後進行，用雙手握住刮舌器兩端，將舌頭伸出，刮去舌面白色的舌苔 2 ～ 3 次，然後漱口。

油漱口

一開始，取一湯匙芝麻油或椰子油，放入口中漱口約 5 分鐘，盡量每天增加一些時間，最多到 20 分鐘。然後將油吐出並用溫水漱

口。油漱口可以清除夜間產生的有害細菌，有助於保持牙齦和牙齒健康，也有助於消除口臭並淨化味蕾。我們的下顎往往很容易緊繃，因此在油漱口的同時，臉部肌肉的運動有助於放鬆這些肌肉並釋放一些壓力。

　　油漱口可在刷牙前後進行，我選擇在刷牙前進行。若使用固體椰子油，一開始可能會感覺很濃稠，但隨著油在口中融化後就會變成液態狀。

阿育吠陀調息法

調息法（Pranayama）是控制呼吸的正式練習，包括以下簡單的瑜伽呼吸練習。這些呼吸法有助於增強能量、促進阿耆尼（agni）、增加血液中的氧氣，並且平衡身體和體能元素（doshas），讓你心平氣和與充滿活力。每次吸氣，你的血液都會送入氧氣；每次呼氣，二氧化碳和其他毒素都會排出。隨著時間的推移，這些練習可以幫助疏通能量阻塞的脈輪、排出毒素，讓思緒更清晰。每天早上做這些練習並不容易，不過，一旦你養成習慣，有意識地深呼吸，即使只有短短5分鐘，也會成為你的早上例行不可或缺的一部分，很快你就會感受到其中的差異。

勝利調息法（Ujjayi）

這種技巧也稱為海洋瑜伽調息法，非常適合焦慮時刻，鎮定心神。早上練習可以調整心態，開啟視野。這種調息法需要緩慢且深入從鼻腔吸氣和呼氣，同時收縮喉嚨後部的肌肉，產生如波浪般的海洋聲音。

從10到20次深呼吸練習開始，如果可以的話，可以做更多次。這種調息法在一天中任何時間都可以使用，每當你需要讓自己平靜下

來時，例如在會議或演講之前。如果早上要進行呼吸練習，你可以先
從這個勝利調息法開始，然後再做一些其他的呼吸練習。

～ 頭顱清明調息法（Kapal bhatti）

這種呼吸練習也稱為「火呼吸」或排毒呼吸，對消化和脹氣非常
有益，透過刺激太陽神經叢來提供能量，有助於鍛煉腹部肌肉，按摩
所有腹部器官，促進毒素排出。一旦你了解其做法，你可以一次連續
做一百到幾百次。

以金剛坐姿坐好，這是有助於消化的最佳姿勢，或者你可以盤腿
坐著，也可以坐在椅子上。身體挺直，閉上眼睛以提高專注力，深吸
一口氣進入腹部（這個深呼吸只在開始時進行一次）。用力收縮腹
部，透過鼻孔排出空氣，每次呼氣時用力使腹部肌肉輕微收縮，試圖
排空腹部的空氣。把重點放在短促的呼氣上，吸氣會自然發生——不
要刻意吸氣。每次吐氣時，你會感覺到腹部收縮且排空氣體。盡量重
複這個動作，持續 2 到 5 分鐘。

這個練習適合在早上或白天進行，不宜在晚上睡前進行，因為它
會讓人充滿活力而不是放鬆。每天可以做一次、兩次或三次。與所有
這些練習一樣，一開始只需進行幾分鐘，然後逐漸增加到 15 分鐘。

鼻孔交替調息法（Anulom vilom）

這種鼻孔交替呼吸練習對於提神、排毒、平衡體質和能量非常有效。它可以刺激大腦左右兩邊，因為每個鼻孔都與大腦的相對半球相連，同時還可以提高肺活量，緩解壓力，促進血液循環，並有助於處理任何血壓問題。它經常用於在冥想前為身體做好準備。

將拇指和食指放在鼻孔上。然後移開拇指，用一個鼻孔吸氣。屏住呼吸約 5 秒，保持另一個鼻孔閉合，然後放回拇指，放開食指，從另一個鼻孔完全呼氣。接下來，在另一個鼻孔重複同樣的步驟，然後重複進行，交替打開和關閉每個鼻孔，透過一個鼻孔吸氣，另一個鼻孔呼氣。感受每次腹部的收縮和擴張，並在進行的過程中留意你的能量，持續進行幾分鐘，並試著每天逐漸延長練習時間。

❦ 晨間瑜伽 ❦

　　當我練習瑜伽時，內心會有一種平衡感。我也在練習過程感受到肌肉放鬆和伸展的美妙，接著，是溫和的平靜（我不一定在每次瑜伽課後都會感到平靜，但隨著時間的推移和多次練習後，瑜伽確實有這種效果）。 最後是各種感官的釋放，但最重要的是情緒上的釋放。有時在瑜伽中，我發現思緒不斷湧入我的腦海，而在其他時候，又像是一種靜心的修行。基本上，它讓我回歸真實的自己。

　　瑜伽既是一門科學，也是一門哲學。它與阿育吠陀相輔相成。瑜伽結合身心靈，其最終的目標是連結更高的意識。瑜伽喚醒身體的活力，按摩內臟器官，同時平靜心靈，最終達到一種忘記身體，進入全神貫注的境界。這是向內探索內在的寧靜空間，尋找內在的力量和柔韌性，擴展意識的過程。

　　晨間瑜伽可以提振精神，有一個連貫的練習流程，可以促進血液循環、放鬆身體僵硬的部位、刺激淋巴系統，喚醒食慾。每天早上第一件事就做瑜伽可能不切實際，但在有空閒的日子裡，進行半小時的拜日式和伸展運動（參見前頁），然後進行調息呼吸（參見第40頁），可以讓這一天有一個成功的開始。

～ 拜日式（Surya namaskara）

　　拜日式（Surya namaskar）是專為早晨而設計，目的在於喚醒內在太陽的能量，在一天開始時刺激血液循環和消化，使身體充滿活力，同時打開身體的前後。實際上，拜日式的意思就是「對太陽頂禮膜拜」，所以當你在進行敬拜的動作時，試著觀想太陽，或者感受對太陽和光的感激之情，這會讓儀式變得更特別，把這想像成一個動態的祈禱，一種流暢的動能。

　　拜日式有不同的順序，你可以在進行過程中添加和更改一些體式或姿勢（asanas），重點在於從一個體式到下一個體式之間的吸氣和呼氣。

- 從山（tadasana）開始，雙手合十置於心輪
- 吸氣，將手臂舉過頭頂，進入展臂山式（urdhva hastasana）
- 呼氣，放下雙臂，上半身彎軀，進入前彎式（uttanasana）
- 無論是指尖或是手掌平放在地板上，呼氣時右腳向後踏一大步，進入弓箭步（lunge），然後左腳再向後踏一步，或者向後跳躍，雙腳併攏
- 吸氣，向前移動，進入平板式（plank）或膝蓋放在地上的半平板式（half plank）
- 吐氣，彎曲肘部，將身體放低及地，進入鱷魚式／八肢點地式（chaturanga dandasana），胸部靠近地板，像做伏地挺身一樣

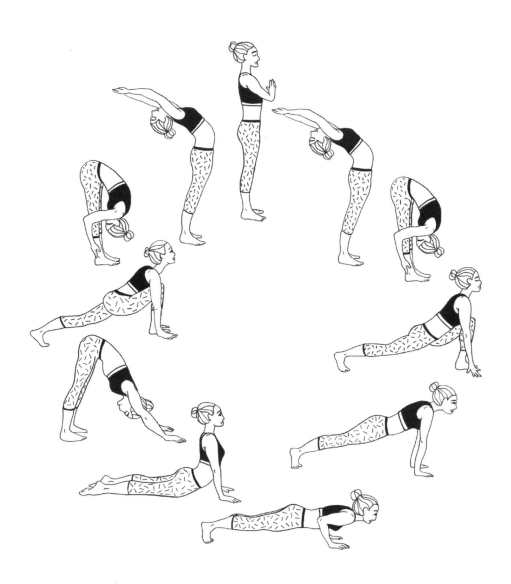

- 吸氣，將上半身向上拱起，手臂伸直，進入上犬式（upward dog），頸部和頭部朝上
- 吐氣，回到下犬式（downward dog）
- 吸氣，右腳往前踏與雙手臂齊，形成弓箭步，然後左腳往前踏，使雙腳併攏，進入前彎式（uttanasana），呼氣時身體仍保持前傾
- 吸氣，抬起上半身，雙臂伸直舉過頭頂，進入展臂山式（urdhva hastasana）
- 呼氣，放下雙臂，進入山式（tadasana），雙手交叉放在心輪
- 重複此過程，第二次換側改由左腳先往後踏，形成弓箭步開始

　　一開始先做 5 次拜日式，隨著練習的進展增加次數。你也可以根據身體僵硬的部位逐漸增加瑜伽動作，在兩側加入一個低弓步式，加深腿部的伸展。英雄式與延展三角式（Trikonasana），確實有助於伸展身體的兩側，旋轉的側身角式（逆向旋轉體式，Parivrtta Parsvakonasana）或伸展側身角式（側三角伸展式，Utthita Parsvakonasana）可以更進一步伸展和拉長這些側面。

　　在時間充裕悠閒的早晨，你可以將伸展和練習瑜伽的時間拉長，同時播放晨間拉格（ragas）或振奮人心的古典音樂，感受身體的放鬆和伸展，感受振動和音樂滲透身體，提升你的能量。一旦你熟悉整個拜日式的流程，你可以隨著音樂發揮自己的創意，讓它變成你自己的流動之舞，一場「Leela」（一種神聖而具有創意的展現）。這是

你自己的流動瑜伽——Vinyasa，伴隨著呼吸從一個體式移動到另一個體式，目的在於增強身體火焰的能量。

　　當然，你可以參考網站上很多的流動瑜伽和其他瑜伽影片，但就近到瑜伽工作室參加不同的課程，向不同的老師學習，是發現瑜伽、找出適合自己的方式的絕佳途徑。

靜默

　　清晨漫步在街上，當人們還在熟睡時，黎明即將來臨，清冷的空氣輕撫我的皮膚，我感受到城市的呼吸，在公園裡看著露水從草地上蒸發。一陣陣輕柔的風聲嗡嗡吹過，樹葉沙沙作響，大自然正在甦醒。我深深吸一口氣，微笑著，然後對著廣闊的空氣打了個哈欠。當我看著天空綻放出的微光，我心想，也許我正在這座城市的夢境中漫步，還是這是它最清醒的時刻？在世界甦醒之前，此刻的寧靜真是不可多得。

　　生活充滿聲音和噪音、音樂和言語、旋律和混亂聲。在充滿孤獨的世界裡，我們在噪音和人群中尋找慰藉。無論是與他人相處或是獨處，靜默可能會讓人感到尷尬、不安和不舒服。但內在的力量和韌性卻來自內在這個沉靜充滿智慧的地方。

　　儘管我很享受寧靜；儘管我獨自旅行並喜歡獨處；儘管我喜歡深入思考，但我仍記得生命中那些寂靜到讓人發慌的時刻。當時我住在杜拜一棟大樓的 90 樓，望眼看去是沉寂廣闊的天空。這呼應了我內心的孤獨、空虛的幸福、對愛深深未滿足的渴望，以及我迫切尋找的自我價值。如今，多年過去了，寂靜對我而言就像一聲長嘆，一個家的擁抱，一場迎接內心之旅的邀約——我帶著微笑醒來，讓自己在清晨沉浸其中。

　　格雷姆‧特納（Graham Turner）在他的著作《靜默的力量》（The Power of Silence）中，探討在印度寂靜的靈性價值。在這個充斥嘟嘟聲和喇叭聲，茶販在車站高聲的吆喝聲的所在。人們即使在家也會大聲交談，寺廟的鐘聲響起，成千上萬的人聚集在一起誦經，如果你認真聆聽，日常生活的喧鬧存在著一種節奏。

　　雖然，穆斯林和印度教徒都崇尚靜默。蘇菲派，即穆斯林神祕主義者，藉由心靈的連結，透過無聲的交流和愛與神合一；伊斯蘭學者（ulema 烏理瑪）第二種與神連結的方式是透過靜默沉思，一種專注於心靈的靜默。印度教徒稱沉默的誓言為「maun vrat」。我曾經和我的精神領袖莫拉里‧巴普（Morari Bapu）一起度過一整個月的「Shravan」，這個月敬拜濕婆神。在那段時間，仍有許多人來見他。他在這個月會進行為期九天的《羅摩卡塔》（Ram Katha）朗誦，並講述與詳細解釋神聖的《羅摩衍那》（Ramayana）經文，但他只在朗誦《卡塔》（Katha）的幾個小時內講話。他說，當你長時間保持靜默，頭腦會自動安靜下來，但這種情況無法強求，「如果我為此而努力」，他說，「這就是對靜默的一種干預。」巴普還說，儘管靜默是上帝進來的大門，但「靜默就是靜默——它應該是純粹、不受干預，我非常敬畏這種靜默的力量，如果

祂進來了，我會感到不知所措。」 巴普說，當他講述《羅摩卡塔》的那幾個小時，不知道為何，他感覺自己處於一種靜默的狀態，就像蘇菲派聖人一樣。

　　清晨，當你剛醒來時，通常是靜默，並沉浸在寂靜、徜徉在其浩瀚之中的最佳時間。以下有一些晨間冥想，一些靜默的時刻，幫助你敞開內在神性，在安靜中找到神奇的魔力。如果可能，在早晨查看手機、訊息或社群媒體之前，試著花幾分鐘進行其中一項，讓你的心靈沉浸在睡眠中的那份平靜，並且讓你的能量維持在靜默中，而不是因早晨看到的訊息而受到干擾、混亂或變得過度興奮。

❧ 晨間冥想 ❧

　　在古印度，剎帝利（kshatriyas，古印度種姓制度中的軍事貴族）或武士部落會透過冥想來獲得超能力。今日，我們冥想的動機是為了放空思緒淨化心靈，在資訊爆炸、充滿壓力和噪音的世界中尋找平靜，超越外在的評斷找到自己，與在多變的世事中找到幸福。我們冥想靜心省思，重新調整我們的思維，再次與自己連結，記起我們的真我。

　　冥想的理念沒有動機，只是成為一個觀察者，沒有分析與評斷，最終無念。冥想是一種體驗，而這個體驗非常私人。早晨，從靜坐幾分鐘開始，傾聽身體的聲音，專注在當下這一刻，不要去想今天其他時刻。幾分鐘的冥想可以為你注入一種平靜的感覺，無論你今天有什麼計畫，這份平靜感會伴隨你一整天。

❧ 冥想一：靈感的微粒

　　坐在床上，保持挺直的坐姿，把自己和身體想像成一個完全淨空的容器。感受從天而降的陽光，即使是冬天或外面很暗，深深吸一口氣，吸入太陽的能量。當你深吸一口氣，想像思緒和靈感的能量就像漂浮在周圍的小光點，在陽光下閃閃發光；當你下一次深呼吸，想像

這些美麗的粒子流進你的體內；再深呼吸幾次，盡可能放慢呼吸的速度，感受光的能量粒子穿透你，填滿整個淨空的容器。隨著每次吸氣，想像越來越多的明亮粒子進入你的身體，隨著每次長而慢的呼氣，想像它們飄進你的大腦並深入內部。讓它們在你的體內擴展，到達你的指尖。接著，動動你的手指、微笑、伸展身體和打哈欠，用雙手在臉上做一下按摩，然後睜開眼睛。

～ 冥想二：與大地連結

你可以在任何地方進行這個簡短的冥想，最理想的情況是坐在戶外，這個冥想非常適合在春季或夏季進行。在清晨時分越早越好，準備一條毯子坐在外面的草地上。閉上眼睛，深深吸入早晨清新的空氣，感受空氣輕撫你的肌膚，當陽光穿透並滲透進入你的身體時，輕輕呼一口氣，感受草地接觸你的皮膚。留意周圍的聲音，聆聽這些聲音中的音樂和旋律，你之所以聽到這些聲音是因為你有用心傾聽，並且融入其中。感受大地的支撐；感受大地的支持，再次深吸一口氣，想像能量、情緒、思緒和煩憂從你的身體流出進入地面。

進行三次長而深的呼吸，吸氣時唱頌「let」，呼氣時唱頌「go」。當你打哈欠時觀察你的身體，然後再深呼吸幾次，每次屏住呼吸 5 至 10 秒以吸收更多的氧氣。之後，你會越來越清醒，同時你會有一種驚奇的發現，透過觀察與留意皮膚和身體的感覺，你會記起大自然和大地之母的魔力，最後放開一切，交給大自然和大地之母。

隨後，感受這種踏實扎根的感覺，每一次吸氣，就讓自己充滿這種敬畏之心與覺醒，讓這種感覺伴隨你度過一整天。

❧ 冥想三：回歸心靈平靜

如果你的情緒和思緒紛亂，或在睜開眼睛那一刻感到焦慮不安，或者心跳加速冒汗，這時及時讓身心平靜下來非常重要。這種感覺揮之不去，特別是如果你正處於身心耗竭的時刻，被困在看似永無止境且令人窒息的深淵。此時更需要片刻的平靜，以重新調整你的心思，為接下來的一天做好準備。你可以建立一個播放列表，收錄包含古典、振奮人心的音樂，選擇一些能夠觸動你的靈魂，讓你快樂而不是讓你悲傷的音樂。坐在床上、靠在地板上的墊子或抱枕，聆聽你的播放清單。如果你的思緒飄來飄去，就順其自然吧！當你意識到了，將思緒再拉回音樂中。在聆聽音樂時深呼吸，試著進行「勝利調息法（ujjayi）」（請參閱第 40 頁），透過鼻腔吸氣和呼氣以緩解焦慮。

感受恐懼逐漸減輕，感受它沿著你的血管流到你的手腳，想像它從你的四肢消失。如果可以，隨著這個過程，搖動一下你的手和腳。然後以大休息的姿勢（savasana）躺一分鐘，這通常是瑜伽課程接近尾聲時練習的一種恢復體式。仰躺在地上，雙腿自然分開，雙臂放鬆於身體兩側，手掌朝上或朝下。然後，讓這份復甦的平靜感充滿你整個人。視今天為唯一，而非生命中某個時刻的一部分，只想著眼前這一天，想想那些讓你快樂的小事，無論是上健身房、和小狗玩耍，還

是在某個咖啡館喝茶。試著有意識地在一天中做這些事情,選擇那些確實可行且容易上手的事。你的處境可能不會改變,但我們有能力改變每天應對它的方式,以及在不同時刻讓它影響我們的方式。

獨處，讓你貼近真實的自己

明亮橙色的太陽融入地平線，天空的色彩慢慢從粉紅色和紫色變成深邃的深藍色。放眼望去，我是大海中唯一的人，柔和的海浪朝我而來，除了水聲和波浪的節奏之外，四周一片寂靜。我開始唱歌、開口說話。我對著水說話；對著眼前令人屏息的天空說話；對著身後的明月說話；對著上帝說話，我感受到臉頰流下的淚水。天空的色彩幾乎消失，化成更深邃的靚藍色，月光更加璀璨，我站在那裡，雙腳浸在水中，一邊哭著一邊說話。我腦中那些平時不會表達出來；那些藏在心裡說不出口的想法全都湧現上來。不是憤怒或痛苦，只是真實的想法和感受。

完全獨處，置身在萬籟俱寂中是我們不常做的事。我們總是與人在一起，總是與人交流互通有無。獨處的時候，在某些時刻你可能會感到孤獨，但只有在這個時刻，當所有的噪音消失，所有的熟悉感消失，你才會聽到真正的自己，感受與自己同步。

呈現完全真實的自己，自然毫不費力做自己，這被稱為「sahajata」（與生俱來，天生如此）。印度宗教領袖和神秘主義者拉吉尼什（Rajneesh，又名奧修）曾經說過：「我們生

來是為了成為自己，我生來是為了成為我，而不是成為別人。
（Hum hum hone ke liye paida huve hein）」不要讓外在的評
斷和自己的理智影響我們，要完全自然不僵化，就像空氣和水
一樣流動，這就是「sahajata」。若要找到這個空間，找到自
己，花一些時間獨處是必要的，也許是獨自旅行或冥想，享受
與自己相處。

𝄞 我的晨間音樂播放清單

〈Summer Breeze in India〉- Buddha Vibes

〈Nectar Drop〉- DJ Drez

〈Rebirth〉- Medieval Punditz

〈Rama Bolo〉- Ben Leinbach and Jai Uttal

〈Ha-Tha（Sun Meets Moon）〉- Chinmaya Dunster

〈Tangerine Thurmi〉- Prem Joshua

〈Gajumaru〉- Yaima

〈Baba Hanuman〉- Krishna Das

〈Seven Chakra Gayatri Mantra〉- Deva Premal

〈Surya Namaskar〉- Michael Mandrell and Benjy Wertheimer

〈Improvisation on the Theme Music from Pather Panchali〉
　　- Ravi Shankar

〈It's Life〉- Niraj Chag

〈Nothing Else〉- Shammi Pithia

Making Music - Zakir Hussain（with Hariprasad Chaurasia, John
　　McLaughlin, Jan Garbarek）

〈Raghupati〉- Go-Ray & Duke

慢活的早晨

　　無論是輕鬆的星期日，還是平日無需匆忙的日子，偶爾犒賞自己一個慢活悠哉的早晨。這是一個可以在醒來後，放慢節奏悠閒自在度過早晨的時光，讓自己淨空思緒；這是一個置身新環境、做自己喜歡的事情、散步的時刻。我將一些小儀式結合在一起每天進行，例如，在進行調息呼吸練習時播放拉格（請參閱第 40 頁），慢活的早晨指的是你可以多花一點時間進行這些儀式。

使用印度線香和阿塔淨化空間

　　在我的成長過程中，我總是在線香（agarbatti）的氣味中醒來。通常是檀香和玫瑰的混合，但也有許多不同的香氣。線香的品質要好：越純淨，對健康越好。香氣可以讓我們平靜下來，消除負能量，它們常用於冥想和祈禱，尤其是檀香。另一方面，阿塔（Attar）是一種從花朵、樹皮、葉子和木材中蒸餾出來濃郁強烈的香氣，然後以檀香精油作為基底油混合在一起。

　　阿塔是在莫格王朝時期（Moghuls）引進，在阿育吠陀中廣為應用，因其具有治療功效和催情，以及幫助放鬆和集中注意力。阿育吠陀還強調氣味對大腦和意識的影響。例如，有些精油可以平靜心靈，

有些精油則具有振奮或催情的功效。

最近，燃燒聖木以淨化空間和提升能量變得非常流行。Palo Santo 的意思是「聖人之木」，是一種原產於南美洲具有治療、淨化和藥用功效的聖木。

❧ 聆聽晨間拉格曲

拉格是一種表達特定情感的印度古典音樂。音樂通常被定義為情感的語言，由於我們的情緒從早到晚都在變化，所以我們聽的音樂也必須隨之轉換。拉格的播放或演奏必須根據一天中特定的時間，甚至是特定的季節，取決於音符的高低。晨間的拉格音樂更柔和、更悠揚，能夠鎮靜神經，引導心靈進入冥想狀態。清晨的音樂可以更深入心靈，這就是為什麼在所有文化中，認為清晨是祈禱最佳的時間點。有一些拉格適合清晨聆聽，〈Raag Bhairav〉可能是最受歡迎，也被認為是北印度古典音樂中最古老的基本拉格。這種特殊的拉格經常被作為音樂會的結尾曲目，它的曲調莊重虔誠，能喚起一種平和感。以下是我們從小聽到大，以及我父親每天早上播放的拉格，是兩位著名印度歌手拉詹‧米斯拉（Rajan Misra）和薩詹‧米斯拉（Sajan Misra）的作品，你可以在網路上和 Spotify 上找到許多相關的曲目。

⮟ 獨處的空間

我非常喜歡獨自坐在我最喜歡的咖啡館之一，喝杯咖啡和熱粥或小吃，如果是冬天，最好有個小火爐；如果是夏天，最好是在戶外。一個充滿活力、令人振奮的空間，讓我可以花幾個小時與自己對話清理思緒。

在悠閒的早晨，前往你最喜歡的咖啡館，獨自享受幾個小時。無論你是閱讀報紙或雜誌，寫日記，還是只是觀察和欣賞周圍的人事物，以從容的節奏獨自度過這段時間，讓你的思緒有時間漫遊和放鬆，這有助於激發想法和創意性思維。同時，你還可以放慢進食速度，細嚼慢嚥每一口，真正享受早餐或早晨的咖啡或茶。

如果你在平時總是與人打交道，那麼這幾個小時可以讓你恢復個人的能量，以便你在回到工作崗位時能夠精神煥發。有目的地獨自度過一段時間，這種獨處有利於提振你的情緒，恢復你的能量，讓你的內心平靜。這有別於孤獨，一旦你養成給自己這段時間的習慣，就能隨心所欲做自己想做的事情，你會開始越來越重視它在你生活中的目的，並且把它變成是一種儀式。

⮟ 活動筋骨

如果我在平日沒有做太多瑜伽，那麼我會在週末早晨抽出一些時間練習瑜伽，有時在家獨自練習；有時參加課程，通常是後者。然

而，有時我會選擇騎單車而不是練瑜伽。這樣的理念不過就是做任何你喜歡，但平時撥不出時間的運動或鍛煉，讓健身多樣化，做一些不同的事情。如果你經常去健身房，也許你可以考慮到戶外跑步，這將給你一個不同的視角，更不用說還可以呼吸新鮮的空氣。在某個地方停下來喝杯早晨咖啡或茶，深呼吸，真正大口吸入氧氣。如果天氣晴朗且時間充足，你可以隨身攜帶一本書到公園或咖啡館閱讀——變化的節奏和風景會讓人耳目一新充滿活力。

🍃 悠閒自在的時光

雖然悠閒的早晨是做一些取悅自己的事，但你也可以充分利用這段時間。在正向的心境下，閒暇時做一些小家務，例如整理櫥櫃或抽屜，可以讓你放鬆並且感到非常滿足的家事。只要試著放慢速度，聽一些平和的音樂，或在其他活動之間（例如閱讀）做些家事，讓自己放慢步調，輕鬆做家事，而不是像平常那樣匆忙的完成。

正念的概念

　　正念被視為起源於東方哲學和靈性的各種教導與實踐的現代解釋和名稱。例如，佛陀說，開悟就是脫離苦海。痛苦來自於一個人無法接受改變，反過來又執著於過去和對未來的恐懼。因此，只有活在此時此地，全然活在當下，痛苦才能終結。

　　正念就是：吃飯時吃飯，睡覺時睡覺。全心全意投入你正在做的事；全神貫注與你在一起的人；與你正在聽的音樂融為一體。正念意味著專注於當下的行動，而不是分散注意力或依戀於過去或未來的想法。這種活在當下，完全投入眼前正在發生的事的概念，不僅僅是佛教的核心，也可以說是所有宗教的首要精神核心，也是宗教的相同之處。

❧ 淨化特調飲品 ❧

你可能聽過「腹中之火」（fire in the belly）這個說法。根據阿育吠陀醫學，每個人的腹部都有一種內在阿耆尼（agni）或是消化之火，這是一種需要滋養並保持旺盛的火焰。因此，我們吃什麼、喝什麼非常重要。有鑑於此，展開一天最好的方式是喝一杯溫水或熱水。人們認為冷水會澆熄消化之火，而溫水或熱水則有助於消化之火。

在早上喝了一杯熱水後，通常我還會用熱水調製一杯活力飲，促進我的消化液運作。檸檬和萊姆具有排毒的作用，其中的礦物質和營養成分呈鹼性，有助於降低體內的酸度。從自然療法的角度來看，檸檬或萊姆還可以提供鉀，而海鹽、喜馬拉雅鹽或任何優質的鹽則可以提供鈉，這是我們必需的兩種基本電解質。我每週的活力飲都不同（有時是因為沒有時間添加所有成分；有時是我想嘗試不同的風味），以下我提供一些選擇，它們有助於啟動阿耆尼（agni），同時也可以在一天的其他時間飲用。

◆ 生薑具有溫熱、抗發炎和促進新陳代謝的作用，你可以全天飲用。雖然我之前常將生薑磨碎放入飲品中，但現在我開始使用薑粉，因為其濃度更高。購買時請選擇有機生薑。
將以下食材放入一杯熱水中攪拌：

½ ～ 1 茶匙薑粉

1 小撮海鹽或喜馬拉雅鹽

幾滴椰子油

◆ 將以下任何食材放入一杯熱水中攪拌均勻。這份飲品有助於促進
消化液分泌，緩解任何感冒症狀並增強免疫力：

1 小撮薑黃粉

1 小撮肉桂粉

1 湯匙蘋果醋（有助於降低血糖）

擠一點檸檬或萊姆汁（若你患有關節炎，避免食用柑橘類水果）

2 茶匙蜂蜜，最好選擇麥盧卡蜂蜜

◆ 如果你有時間準備，可以提前調製這份飲品。這是我在我的咖啡
館 Chai by Mira 特調的飲品，將以下材料混合在一起：

5 顆萊姆或檸檬汁

2.5 公分新鮮生薑，磨碎

½ 茶匙烘烤過的孜然籽

你也可以在裡面混合一些新鮮的薑黃，如果你的手邊剛好有！

◆ 每天早晨，在一大杯熱水中加入幾湯匙這款滋補飲品，如果你喜歡的話，你可以添加一些蜂蜜，然後慢慢品嘗。在夏季，你也可以將其放入冷水中，作為一天中任何時間的消暑飲品。

🍃 鹼性果汁

綠色果汁和果昔已成為一種潮流，雖然這是獲得額外營養和綠色蔬菜的好方法，但最好避免過於甜膩的果昔和果汁，以及一次使用過多的成分。我們的身體本身適合吃一整根香蕉，而不是一次喝掉含有整根香蕉，再加上堅果、莓果、蘋果汁或杏仁奶等其他東西的飲品。我非常喜歡果昔，整天都喝不膩，尤其是我愛吃甜食，但每當我喝果昔時，尤其是一口氣喝完後，我都會感到胃痛腹脹，並且想睡覺，可能是這些成分太濃烈了以至於胃難以消化。

同樣，榨一杯蘋果汁需要多少顆蘋果？與之相比，吃一兩顆完整的蘋果效果更好。這樣你可以獲得額外的纖維，這不僅對消化系統有益，而且還有助於減緩糖進入血液的速度，而不是突然湧入，以便維持更穩定的能量。

特別要留意的是，果汁和果昔通常為生鮮蔬菜和水果，沒有經過烹調，所以要慢慢喝。也許在早上晚些時候或午餐時飲用，因為這時你的消化系統比早上一起床時更為強健。

根據季節和氣候飲食很重要。如果你在溫暖的峇里島，果汁和生鮮沙拉可能會帶給你所需的能量。但在倫敦的嚴冬，相同的午餐可能

需要更長的時間來消化，並讓你感覺昏昏欲睡。其他原因，也可能是你在忙碌的工作日中有壓力，而部分原因可能是在寒冷的氣候下生鮮食物不好消化。了解不同情況對自己身體有益的飲食方式非常重要。

最後，榨汁還是果昔好呢？如果時間緊迫，果昔是理想的選擇，因為只要將所有的材料放入攪拌機中即可。榨汁則需要使用榨汁機，並且要花更長的時間。有些蔬菜可能難以混合，如芹菜、苦瓜、胡瓜和醋栗，因此最好將它們榨成汁。

以下有一些食譜指南，但你可以隨意挑選和使用現有以及當季的食材。此外，如果你知道自己的體質，你最好要配合自己的體質做出選擇，了解哪些蔬菜和水果適合你。

盡量選擇蔬菜而不是水果，尤其是柳橙汁等柑橘類果汁，因為它們比較酸，可能使血糖水平升高。水果應該直接吃而不是榨汁。

我在下面的果汁選項中提及葫蘆（dudhi）和苦瓜（karela），因為它們的苦味有助於激發「消化之火」，有助於吸收和排除阿瑪（ama，毒素），並且有助於調節血糖。從自然療法的角度來看，這些蔬菜有助於調節身體的酸鹼值，讓身體呈鹼性。你可能無法在所有的超市買到它們，但現在肯定比以往更容易買到。印度醋栗（amla）富含維生素 C 和抗氧化劑，是阿育吠陀推薦的 chyawanprash 果醬中關鍵的成分之一，可以用來鎮靜系統、減少發炎與安神（請參閱第219頁），它對頭髮也很好。

- ◆ 1 根苦瓜、2 根芹菜莖、1 條胡蘿蔔、1 小塊生薑
- ◆ 2 根胡蘿蔔、1 根甜菜根、1 小塊生薑、1 小塊薑黃
- ◆ ¼ 顆葫蘆、½ 條小黃瓜、2～3 顆印度醋栗（amla，餘甘子）（季節性水果）、2.5 公分生薑

　　我在所有果汁中都會加入生薑，因為它對消化之火非常有益，並且有助於治療冬季感冒和流感。然而，如果你不喜歡生薑，或者廚房裡剛好沒有生薑，你也可以選擇不加，這完全取決於手邊有的食材、口味和需求進行調整。

　　同樣，如果你沒有新鮮的薑黃，你可以選擇加入一小撮（¼ 茶匙）薑黃粉。這是另一種很好的成分，特別在冬天，因為它富含抗氧化劑且具有抗發炎的作用。

簡單的早餐

　　我經歷多年體重大起大落的反覆節食，非常在乎自己的胖瘦。我用甜食和失調的飲食取代印度家常菜。我的自我價值感低落反映在我的飲食上，這反過來又影響我的心情和生活，甚至我的婚姻。我對個人生活的無力感完全反映在我的飲食習慣上，反之亦然。我逐漸從一個快樂自由的靈魂變成被孤獨壓垮和對食物著迷的人，被該吃什麼、何時以及如何鍛煉的想法主宰。直到現在我才意識到，一直以來，我是如何讓自己陷入這種惡性循環並逐漸習慣。

　　我認為早餐是設定一天節奏的開始。**由於消化之火或阿耆尼在早上 10 點左右之前相當弱，阿育吠陀建議選擇一些易於消化和稍微烹調的食物**。早餐應該是營養豐富，帶有促進新陳代謝的溫熱香料。當然，你吃的食物會因季節而異。在夏天，優格、葡萄柚和亞麻籽就足夠了，或許可以在熱水中加入一些肉桂粉或生薑，然後再喝一杯咖啡；在寒冷的日子可能需要一杯含有燉肉桂蘋果和薑奶茶的熱粥。

　　在早餐中加入香料，從薑和肉桂到薑黃和黑胡椒，這些都有助於點燃消化之火。以前我早上第一件事是吃肉桂，通常會搭配檸檬或萊姆和一點蘋果醋，但最近我改為吃有機薑粉，因為薑有益氣暖胃溫熱身體的功效。你可以隨著季節變化，改變飲食習慣，從中找到適合自己的食物。

　　在早上選擇一些清淡、煮熟的食物，不要太甜或太辣，這有助於讓你在早晨感到平衡。當然，要根據你的口味和活動量來調整早餐——如果你的早晨很忙碌，那麼香蕉、堅果和優格可能會為你提供均衡的碳水化合物、蛋白質和脂肪；如果你需要保持專注，你可以嘗試燕麥粥搭配堅果和亞麻籽，因為它們富含 omega-3 脂肪酸（omega-3 脂肪酸在大腦功能和發育中扮演重要的角色），然後再搭配抹茶拿鐵或咖啡。

　　在早餐前進行調息呼吸練習（請參閱第 40 頁）將有助於促進消化、食慾，以及將毒素排出體外，但在調息呼吸練習後至少要等待 15 分鐘後才能吃早餐。

肉桂燕麥粥搭配燉水果和核桃

2 人份

　　燕麥粥是我從小到大幾乎每天吃的早餐。我母親總是做得比較稀一點，不會太濃稠，從那時起我就喜歡吃這種粥。稀一點的燕麥粥其燕麥含量較少，所以比較清淡。燕麥粥在冬天特別適合，因為既溫暖又營養豐盛。

燕麥粥

6 湯匙燕麥

1½ 杯水

½ 杯牛奶、堅果奶或椰奶

½ 茶匙肉桂

1 茶匙磨碎的亞麻籽

燉水果和核桃

1 顆蘋果和／或 ½ 根香蕉

少許椰子油或奶油

3 ～ 4 顆核桃

幾湯匙水

1 公分大小的生薑或生薑泥，自選

① 前一天晚上先浸泡燕麥，因為浸泡穀物的時間越長，它們就越容易消化。

② 將燕麥粥的所有材料放入鍋中，煮大約 5 ～ 10 分鐘，過程中要經常攪拌，並視情況添加更多的水。

③ 在煮粥的同時，準備你選擇的水果。將水果切成小塊，用椰子油或奶油在鍋中燉煮大約 5 分鐘。將核桃碎片放入水果中拌勻後，加入水使蘋果稍微軟化。加入生薑末或薑粉（如果有），再煮 1 分鐘。如果你喜歡非常軟的蘋果，可以再煮久一點。

④ 一旦燕麥粥煮好後，倒入碗中，加入煮熟的水果。如果你想讓燕麥粥變甜，你可以自行加入葡萄乾或一點蜂蜜；如果你想讓燕麥粥更濃稠，可以加入一匙杏仁醬。

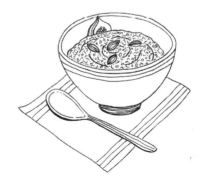

番紅花什錦燕麥粥（SAFFRON BIRCHER）

2 人份

　　如果早上你沒有時間做飯，或者一大早你要健身，並想在運動後吃點營養豐富的食物，這時將燕麥浸泡過夜則非常適合。如果你想讓早餐清淡一些，例如在夏天，你可以添加更多的水果、一把漿果和一點切碎的香蕉，並減少燕麥的份量。番紅花是一種很好的情緒提升劑，已被證實對緩解焦慮和憂鬱有益，且被許多人認為是天然的抗憂鬱藥物。它還有助於解決睡眠問題，並提高骨骼強度。在許多印度甜點中，番紅花常與小豆蔻一起使用，因為小豆蔻似乎可以突顯番紅花其中微妙的風味。我在這份食譜中添加了小豆蔻，但就像所有的食譜一樣，你可以自行選擇！

8 湯匙燕麥（大約 70 公克）

1 杯堅果奶或任何自選的牛奶（大約 250 毫升）

1 顆蘋果，磨碎

1 把藍莓

1 湯匙葡萄乾

2 茶匙奇亞籽或亞麻籽

1 湯匙其他種籽類或堅果（葵花籽、南瓜子、核桃）

1 小撮番紅花

¼ 茶匙豆蔻粉

1 湯匙優格，自選

1 把任何種類的漿果裝飾，自選

　　將所有食材放入碗或其他容器中，混合均勻浸泡一夜，或盡可能長時間浸泡。

每日綠色果昔

2 人份

　　這份食譜是一個很好的基礎果昔飲品，你可以加入其他食材做一些變化。例如，如果你喜歡椰奶或杏仁奶，可以用它代替椰子水，或者你也可以添加一些奇亞籽或亞麻籽。

2 把菠菜或羽衣甘藍葉

一大塊黃瓜（大約 10 公分）

2 ～ 3 顆椰棗（視大小而定）

1 把杏仁（大約 7 ～ 8 顆，浸泡一夜或至少 1 小時）

2 杯椰子水（大約 400 毫升）

2.5 公分生薑

現擠大量檸檬汁或萊姆汁

自選

1 湯匙自選蛋白粉，用於增添的蛋白質或調味版本，例如香草，如果你想增添更多的甜味

½ 根香蕉（如果你剛做完運動，想要補充一些能量和甜味）

一些薄荷葉

1 茶匙奇亞籽、亞麻籽或螺旋藻

　　將所有食材放入攪拌機中攪拌均勻，然後請享用！

酪梨佐 tadka 醬搭配地瓜土司

2 人份

半顆酪梨（或整顆小酪梨）去皮和去核，切片

地瓜吐司

4 長片地瓜，切大約 1 公分厚

½ 茶匙椰子或任何油

½ 茶匙孜然（小茴香）種子

½ 茶匙鹽，或少許調味

¼ 茶匙胡椒粉

優格 tadka 醬

¼ 茶匙油菜籽油或任何油

少許芥末籽和／或小茴香籽

2 茶匙芝麻

3 湯匙優格

½ 茶匙鹽

自選裝飾

新鮮芫荽葉

幾顆烘烤過的杏仁，切碎

羅望子和棗子酸辣醬

✱ 如果你喜歡，你可以在這份餐點中
　加入一顆雞蛋。

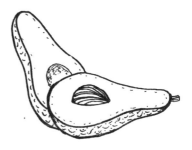

① **製作地瓜吐司**：先將地瓜片放入沸水中煮大約 5 分鐘，使其變軟。目的是在下一階段減少烹調的時間和油量。將變軟的地瓜取出，瀝乾水份。將油倒入煎鍋中，加入孜然籽拌炒 1 分鐘，直到呈深棕色。將地瓜片放入鍋中，加入鹽和胡椒，先煎一面煮 5 至 10 分鐘，直到呈棕色後再翻面，大約煮相同的時間直到呈棕色。

② 同時，製作優格調味醬（tadka），在小鍋中加熱油，加入芥末籽和／或小茴香籽，用中低火炒幾分鐘，然後加入芝麻。待種籽呈棕色後（大約 1 至 2 分鐘），再將混合物與鹽一起拌入優格的碗中攪拌均勻。

② 將地瓜吐司放在盤子上，上面放上切片酪梨和優格調味醬。如果你喜歡，你可以用芫荽葉和／或切碎的杏仁裝飾。一點羅望子和棗子酸辣醬也可以增添一絲甜味和濃郁的風味。

提 示

你可以事先準備優格調味醬（tadka）和地瓜吐司。你也可以事先準備一整罐調味醬，存放在冰箱保存幾週，並在需要時淋在菜餚上或拌入優格中。

鹹稀飯

2 人份

　　這款稀飯療效非常好，易於消化，具有治癒和鎮靜的效果。這是中國傳統的一種早餐，南印度也有類似的早餐：稱為「kanji」。做法有很多種，你可以選擇甜或鹹的口味。基本上，它是一款味道溫和的稀飯，具有肉湯般的濃稠度。對於經期剛開始的女性來說，這是一道很好的食物，因為米似乎有助於緩解經痛的功能——這是我 20 多歲時才知道的古老秘密。以下為鹹味的版本，用孜然和薑調味，再配上一勺優格和一些芫荽葉。

½ 茶匙椰子油或任何油

½ 茶匙孜然籽（小茴香籽）

¼ 根青辣椒，切碎，自選

一小塊生薑，磨碎

50 公克煮熟的飯（以 2 倍的水小火燜煮大約 30
　分鐘）

¼ ～ ½ 茶匙鹽，或少許調味

上桌前

1 湯匙優格

一把新鮮切碎的芫荽葉

在平底鍋中以中低火加熱椰子油。加入孜然籽，拌炒 1 至 2 分鐘直至顏色呈深棕色，然後加入青辣椒和生薑拌炒。加入煮熟的米飯和鹽攪拌均勻，然後加入大約一杯水，使其質地變成湯狀。最後搭配優格和芫荽葉一起享用。

饗宴大餐

你可以輕而易舉地把這道菜變成家人和朋友的饗宴大餐，先將稀飯煮好，然後在桌子中間擺滿各種配料，讓每個人按照自己的喜好隨意搭配。配料可以包括：蔥花、新鮮芫荽葉、加鹽和少許紅色辣椒粉混合的優格、切碎的蕃茄、檸檬或萊姆、切碎的青辣椒、芝麻、餅乾、大蒜油或任何香草油。

清爽優格小點

每碗 1 人份

　　一小碗或一杯優格、水果和堅果就是一頓美味清淡的早餐或點心。如果你很早就吃早餐，並且知道晚些時候會肚子餓，那麼你就可以打包一份帶著去上班。

木瓜椰子碗

1 碗切碎的木瓜

1 茶匙磨碎的亞麻籽

3 ～ 5 顆核桃，切成小塊狀

1 湯匙椰子乾或椰子片

2 ～ 3 湯匙椰子優格

小豆蔻覆盆莓優格

7 ～ 8 湯匙椰子優格或任何優格

¼ 茶匙豆蔻粉

2 茶匙蜂蜜

1 把覆盆莓

幾顆開心果

肉桂李子優格

3 ～ 4 顆李子乾（prunes）

¼ 茶匙肉桂粉

7 ～ 8 湯匙自選的優格

1 湯匙烘烤過的南瓜子，或任何堅果和種籽類，自選

　　將李子乾和肉桂一起放入小碗中加入一點水浸泡一夜。如果需要，先取出李子的籽，將水加到略高於李子的水平。到了第二天早上，大部分的水會被吸收。在優格上加入李子和碗中的汁液以增加甜味。如果你喜歡，你可以撒上南瓜籽或其他堅果類的種籽。

自　選

奇亞籽（用冷水浸泡 10 分鐘）、亞麻籽、枸杞、豌豆蛋白粉或任何自選的蛋白粉、蜂花粉、螺旋藻、太陽小球藻、瑪卡粉、大麻籽。

饗宴大餐

你可以把優格小點變成適合很多人享用的盛宴，只需在桌子中間擺放一系列不同大小的碗，裝滿各種配料：蜜漬肉桂蘋果、奇亞籽漿果蜜餞、番紅花蜂蜜、萊姆拌木瓜片、浸泡過的李子乾、杏桃片、烤過的核桃和杏仁、椰子片、堅果醬、香蕉片、肉桂格蘭諾拉麥片。每個人都可以隨意搭配自己喜歡的配料。

沙卡蔬卡豆腐和豆子

2～3人份

這份食譜適合在你渴望來點鹹味，並填飽肚子的時候。它的口味很清淡且鮮美，搭配全麥或黑麥吐司一起吃也很棒。我個人非常喜歡直接吃，尤其是因為它含有豆類。

½ 茶匙鹽

½ 茶匙粗粒黑胡椒

1 把新鮮芫荽葉，切碎

辣味優格醬

2 湯匙優格，自選

1 小撮鹽

1 小撮紅辣椒片或辣椒粉

少許芫荽裝飾用，自選

蕃茄醬

2 茶匙椰子油或其他油

½ 茶匙芥菜籽，可選

½ 顆洋蔥，粗略切碎

2.5 公分生薑，磨碎、切碎或切片，自選

½ 根紅辣椒，切碎

1 顆蕃茄，切碎

3 湯匙原味蕃茄泥（passata）

1 茶匙紅甜椒粉（paprika）

1 小撮卡宴辣椒，自選

2 湯匙鷹嘴豆粉／豆類粉，自選*

*鷹嘴豆粉能讓混合物在鍋中凝固更能成型。

碎豆腐

1 塊嫩豆腐，大約 300 公克（也可以用硬豆腐，只需用叉子或搗碎）

½ 茶匙椰子油或其他油

1 瓣大蒜，磨碎

2.5 公分生薑，磨碎

100 公克（大約 ¼ 罐）斑豆（也可以用腰豆）

1 小撮薑黃粉

½ 茶匙鹽

① 將嫩豆腐放在廚房毛巾或紙巾上，以去除多餘的水分。盡可能靜置一段時間，從 10 分鐘到 2 小時不等。如果使用傳統豆腐則不需這道手續，只需將豆腐弄碎即可。

② **製作蕃茄醬：**將椰子油放入中型至大型耐熱煎鍋中，以小火融化。加入芥菜籽（如果有），等待它們開始爆裂再加入洋蔥。

③ 以中小火拌炒洋蔥，當洋蔥呈淺棕色時，加入生薑末、紅辣椒、蕃茄、紅甜椒粉、卡宴辣椒粉以及鷹嘴豆粉（如果有），讓它們煮幾分鐘。

④ **在另一個鍋子中，拌炒豆腐：**將椰子油融化，加入大蒜和生薑，以小火攪拌炒 1 分鐘。將豆腐打碎放入鍋中，留下幾塊大塊，但如果全部碎了也沒關係。加入斑豆、薑黃和鹽攪拌均勻，然後以中火煮至少 5 分鐘，如果有時間，盡可能煮大約 15 分鐘。

⑤ **製作優格醬：**將優格與鹽和紅辣椒片放入碗中混合均勻。

⑥ 將蕃茄醬倒入煎鍋中，加入煮熟的豆腐平鋪成一層。用小火煮大約 10 分鐘，再放入烤箱烘烤 5 至 10 分鐘，直到頂部稍微呈褐色。

⑦ 在沙卡蔬卡上淋上幾匙辣味優格醬，用鹽和黑胡椒調味，並用芫荽葉或任何香草裝飾。

總結

　　我經常發現，當我在早晨比實際需要的時間早起並出門；當我花一點時間環顧四周，呼吸一下新鮮的空氣；當我走在街上聞著咖啡館飄來的咖啡香；當我一邊走路一邊聽著我最喜歡的真言或音樂時，我感到精神百倍，身心更協調。這些額外的短暫時刻，讓我在開始新的一天之前，喚醒我對世界的覺察力，促使我一整天都能保持這份覺知。

　　同樣，起床後至少一兩個小時，帶著平靜放鬆的心情享用一頓健康的早餐，營造一種對待食物的輕鬆感，這讓我能夠以感激而非內疚地看待當天所有的膳食。

　　進行早晨儀式對於培養接下來一天的覺知很重要。當然，生活多變，無需一成不變，因此，偶爾改變早晨的例行事項也很重要，例如因為前一晚熬夜而晚起，或者改變早晨的形式，這些都能讓你的生活變得更輕鬆，加強你的適應能力，讓改變也成為日常生活的一部分。

Part 2

午間

在早上（通常我們的精力最充沛）和晚上（通常我們有機會放鬆身心）之間，下午往往讓人感覺漫長難耐。到了下午三、四點左右，我們的能量可能大幅下降，開始打瞌睡，這可能讓人很難受，因為這時我們通常需要保持高度的專注力。於是我們需要來一杯咖啡和糖來提神，或是任何可以幫助我們撐過接下來一天的東西！

我們午餐吃的食物，以及我們是否細嚼慢嚥或囫圇吞棗，都會影響我們午後的身心狀況——精力充沛或昏昏欲睡、高效率或脹氣提不起勁、飽足或太撐。因此，我在本章一開始就會介紹各種食譜，以及如何養成輕鬆料理的習慣。即使你的工作場所附近有很多美味的食物選擇，但自己製作午餐意味著你知道其中的成分，並且可以確保均衡。另外，這肯定是一個更經濟實惠的選擇。

下午也可能是充滿壓力的時段，工作或照顧孩子的壓力會逐漸耗損我們的身心。本章節將推薦一些儀式，以幫助你度過這段時間；不只是撐過去就好，而是要積極地利用這段時間。

午餐「阿耆尼」

配合阿耆尼（agni）或消化之火的飲食

　　午餐時間陽光最強烈，由於我們的身體與大自然相互協調，阿育吠陀醫學建議午餐應該是我們最豐盛的一餐。因為此時我們的阿耆尼（agni）或消化之火最為旺盛，所以消化能力也最強。此外，雖然我們的身體主要受三種體能元素（doshas）：風能（vata）、火能（pitta）和水能（kapha）中的兩種影響，但這三種能量在我們每個人一天中的不同時間也各自占主導的影響。火能（pitta）充滿火和轉化的能量，在下午時最強，因此有助於消化，並處理我們所吃的食物。然而，如果匆忙進食，午餐吃太多則可能適得其反。

配合你的生活方式

　　如果你很忙，經常無法好好吃一頓豐盛的午餐。或是若你在辦公桌上或者在忙碌的空檔中進食，並且感到壓力重重，以至於你無法好好咀嚼食物，那麼消化就會更加困難，這樣一來，豐盛的午餐對你而言可能有害無益。在飽餐一頓後，血液湧向胃和腸以幫助消化的過程，反而剝奪大腦的血液使我們感到困倦，這就是為什麼在許多國家午睡非常普遍的原因。

因此，雖然阿育吠陀建議午餐是最豐盛的一餐，但如果這不適合你的生活方式（這是今日很常見的情況），那麼你可以在午餐吃少一點來平衡你的一天，但要記得細嚼慢嚥，並在下午吃一點水果或簡單的點心，然後晚餐吃多一點，但也不要太豐富，並且最好在傍晚時分進食。

為了確保你的午餐既均衡又營養，能夠為你提供接下來一整天所需的能量，我提供了一些食譜和飲食規劃的技巧，其中還有一些點心選項，可以讓你整個下午保持活力。當然你不會想晚上回到家因為餓得發慌而暴飲暴食，以至於整晚消化不良。

～ 正餐後不吃零食

飽餐後可以減少吃零食的衝動。過去我是一個愛吃零食的強迫症患者，以為忍著不吃正餐用零食替代（通常是甜食）是較好的選擇。我的消化一直很差，但現在我意識到零食實際上使這個問題惡化。**阿育吠陀建議兩餐之間要間隔 4 至 6 小時，不吃任何零食，以確保消化之火旺盛，以便準備消化下一餐。**重要的是，你吃下的食物需要時間消化，而且只有在上一餐消化後才吃下一餐。然而，如果你上一餐沒有吃飽而飢餓難耐，那你可能需要吃一些點心，以下我提供了一些不錯的選擇。如果你的生活方式活動量很大，你可能還需要點心來提供額外的能量。阿育吠陀的建議應被視為指導方針，不過每個人的身體和生活方式肯定有所不同。

❧ 飲食儀式 ❧

在我的成長過程中，用餐時間很有儀式感，而且很準時：上學前吃簡單的粥，大多數的時候於下午 5:30 回家後馬上享用豐盛的古吉拉特（Gujarati）式餐點，這就是塔利（thali），一種傳統的印度餐。包括所有必需的食物類別和風味，兩到三份咖哩搭配現做的印度薄餅（rotis），然後是扁豆糊（dal）、米飯和自製的優格。我們經常用手吃飯，直到現在我才意識到這也是有原因的── 每個手指都是五大元素的延伸，觸摸食物能激發這些元素，為啟動「消化之火」做好產生消化液的準備。

當然，我們也有變化。星期三吃烤馬鈴薯，星期天通常吃 kichri（一道由米和綠豆或扁豆製成的菜餚），偶爾吃披薩。總的來說，我們的飲食有一定的規律，且用餐時有一種歸屬感。當我轉學後少了這種規律感，我的飲食習慣完全改變，由於荷爾蒙的變化，我開始變胖與長青春痘。隨著時間的推移，受到日益嚴重的自尊問題困擾，還有媒體風潮的影響，包括低脂飲食的宣傳，以穀物棒代替正餐，以及在烹飪時使用油霧或根本不使用油。我的飲食習慣變得更糟，最終陷入健身、跳過一餐不吃，然後暴飲暴食的惡性循環，這個循環時好時壞，但沒完沒了。

滿腦子想的都是食物，想著我要吃什麼以及昨天吃了什麼，感覺

自己很胖，又試圖讓自己感覺和看起來瘦一點，這成了我大學時期、婚姻生活，甚至現在（雖然頻率大幅減少）的日常交戰。我最終意識到，我需要重拾成長過程中所吃的那些營養豐富的美味食物，那些在家中用愛料理的食物。我開始吃正餐，而不是整天隨便吃，並欣然接受烹飪的儀式感，印度家庭料理阿育吠陀「悅性」的本質，以及飢餓時才進食和吃下一餐之前絕對要讓食物完全消化的基本原則。良好的飲食習慣讓人心滿意足和平靜，消除內在的罪惡感，我意識原來解方這麼簡單，答案就在我自己的古吉拉特家中，我從小到大的飲食方式，只是我迷失了很長一段時間！這就是激發我的飲食之旅和出版《藏紅花之魂》（Saffron Soul）的原因。

當我有壓力時，我總是忍不住再吃零食，然後情況又會變差，影響我的消化，體力開始下降，內心充滿罪惡感。隨著時間的推移，養成良好的習慣，例如飯前先放下手邊的工作放鬆一下、緩慢呼吸和不吃零食，這些在壓力期間確實對我有所幫助。在食物方面養成良好的習慣會讓你自然而然採取這些措施，從而在進食前保持平靜的心情。

ᵔ 正念飲食和咀嚼

在這個忙碌奔波的世界裡，我們經常邊走邊吃、坐在辦公桌前或看電視時進食，我們大都狼吞虎嚥而不是咀嚼和細細品嘗。當我們沒有好好咀嚼食物時，胃就必須格外努力利用胃酸將食物分解。

咀嚼和正念飲食對腸道健康很重要，有助於避免腹脹、消化不良

和胃酸過多等問題。消化過程從口腔開始，我們的唾液含有消化酶，牙齒有助於分解大塊食物，使胃更容易處理我們吃進去的東西。

如果你細嚼慢嚥，最終你也會少吃一點，因為你的大腦會在適當的時間收到來自胃部飽腹的信號，而不是在你已經吃太多，為時已晚的時候。

專心吃飯不只是有意識地進食，其中還包括情緒和能量；這與我們每天的感受密不可分。

知道細嚼慢嚥的重要性是一回事，但實際上記得好好咀嚼則是另一回事。這是一種值得養成習慣的儀式。為了幫助你做到這一點，你可以在冰箱上或餐桌旁的牆上貼一張有趣的便條紙，在手機上設定提醒，或使用其他你能想到的方式提醒自己好好咀嚼。

❧ 質性或食物的性質

之前我提到過，一切事物都具有三種質性（gunas）或性質，無論是我們的生活方式、我們的飲食，還是我們整天的能量。這三種質性分別為：**Sattva**（悅性：純質和平衡）、**Rajas**（激性：激質和活動力）和 **Tamas**（惰性：鈍質和無生命力），這些與我們的意識水平和性格，以及飲食中存在的能量等一切都有密切的關聯。

一個具有鈍性（tamasic）特質的人可能會表現出遲鈍和自私，一個具有激質（Rajasic）特質的人會充滿能量，而一個具有悅性（Sattvic）特質的人則是平靜、富有同情心且無私。同樣，這些質性

也與食物相關，這不僅取決於食物帶給我們的感覺，也取決於它們所包含的特質。

悅性食物，如水果和任何稍微烹調、不含香料、純淨的食物，對腸道有益，並能使頭腦清晰。激性食物可能包括更辛辣、油炸或含糖量高，它能刺激心智和身體，使我們更有衝勁或激動。最後是鈍性食物，包括肉類、酒精和加工食品，這些食物被認為具有鎮靜作用，會導致精神不振。正是這些質性間的相互作用構成我們的日常飲食。

我們可以將這些觀念應用到我們全天的飲食選擇中，而這些質性與我們的身體和消化系統之間的相互作用，決定了我們的飲食方式和生活方式的動能。例如，一頓悅性的早餐會讓我們感到平靜，為新的一天做好準備充滿活力。在下午吃一塊蛋糕對有些人來說可能無傷大雅，因此屬於激性食物，但對有些不耐症的人來說，則可能是鈍性食物。偶爾吃一包薯片可能不會傷害我們的系統，但它仍然屬於鈍性類，因為它無法提供營養或能量。我們所吃的食物對我們的身體、心智和能量水平都有影響。每個人都會有一種主要的質性，因此意識到並了解我們的飲食選擇、能量狀態和心智之間的相互關聯對我們很有幫助。

以客為尊，賓至如神

一句古老的印度梵語「Atithi devo bhava」，出自印度教《鷓鴣氏奧義書》（Taittiriya Upanishad）經文中，字面上的意思是「以客

為尊，賓至如神」，這個理念深植於印度家庭中，是進餐禮儀的一部分，體現在全心全意用愛提供食物的過程。

在我成長的過程中，我們總是一起吃飯，祖母對招待客人和製作美味的古吉拉特食物的熱情，激發我舉辦自己的晚餐俱樂部和宴會的慾望。在一個大家庭中長大，堂兄弟姐妹就像我的兄弟姐妹一樣親近，我的阿姨和叔叔像是我另一個父母。我的祖父母總是在身邊，用餐時間總是——至今仍是——一場盛宴。我們的話題離不開食物、我們吃什麼與誰在做什麼。直到後來我才意識到，這是多麼罕見和特別的體驗，食物讓家人凝聚在一起，並且在用餐時大家暢談、互動、歡笑和創造一種共同體的感覺。

我記得我們經常為我父母的朋友和親戚們準備各種晚宴，我們總是要上前幫忙招呼客人。當有客人時，咖哩的裝盤方式會不同，總是會加一些芫荽裝飾，並且還有一道額外的咖哩和傳統古吉拉特配菜，如印度發糕（dhokla）、手工蒸餅（handvo）、扁捲餅（khandvi）或咖哩餃（samosa）（曾經有一段時間，我的母親和阿姨們會親自做餃皮——現在則是購買現成的）。

當你走進印度某人的房子或任何印度家庭時，你會感受到「客人就是上帝」的想法。有一種溫暖和歡迎的感覺、一種被大驚小怪的感覺、一種慶祝的感覺。甚至還有一個詞來形容強迫客人吃東西：**taan**，這是印度人世代相傳的做法，因為傳統上客人不敢多吃，所以額外的烤肉和更多食物絕對必要。不過，現在時代已經改變，特別是在海外的印度社區，客人都很主動大方，不需要也不想被強迫吃東

西，但這仍然是一種根深蒂固的習慣，有時我仍然需要在吃飯時把我的盤子拿開，以免被強迫吃太多東西！話雖如此，這都是樂趣的一部分，一頓充滿歡樂的用餐時間，一場色彩繽紛且美味的盛宴。

表達感恩之意

在倫敦的學校，我們在用餐之前和之後會禱告，在短短的半分鐘，我們會閉上眼睛，表達對神的感謝。縱觀歷史，來自不同文化和宗教的人們都會靜下來，表達對食物恩賜的感激之情。這是一個美妙的儀式，提醒我們食物的豐盛和滋養，以及意識到食物到達我們餐桌得來不易的過程，從蔬菜和食材是如何種植，然後如何烹調以創造這道湯品，還有其中參與的人們。

再想想阿育吠陀中的阿耆尼（agni），是根據阿育吠陀中的消化之火，食物是助長胃中神聖之火的養分，是維持火焰旺盛與燃燒的方法，正是這種火焰在消化並吸收身體所需的營養，並排除多餘的部分。在我們開始進食之前，靜下心來也可以提醒自己要專心和有意識地進食。

改變習慣

改變飲食方式不是一朝一夕就能實現，這需要強大的意志力。這是一個學習與鍛鍊心智「願意」去做的事情。首先，嘗試吃一些不同

的食物，改變你的味蕾，這可能需要一些時間，最終才能打破舊習慣並養成新習慣，所有的一切都是相輔相成。

如果你知道自己想要或需要進行某種改變，無論是少喝咖啡、少吃零食或少吃糖，阿育吠陀建議以四分之一的方式進行。如果你平時每天喝四杯咖啡，那麼第二天就改喝三杯，接著改喝兩杯，然後當你可以做到時，就維持每天喝一杯，這樣的過程比較輕鬆，而且更容易做到。

❧ 準備午餐和食譜 ☙

　　盡量自帶午餐去上班，這樣你才能確實知道食物中的成分，確保你吃的食物營養均衡，並讓你有飽足感。如果你喜歡在咖啡廳用餐或與朋友共進午餐，你可以在公司附近的咖啡館購買沙拉或湯來補充，你也可以計畫每週四天帶午餐上班，另外一天外食。

　　在你覺得最方便的晚上做好準備，為接下來的兩三天準備午餐。你可以預先準備不同的食材，將它們分開放在冰箱的容器中，然後在早上或前一晚組合你的午餐。

⬳ 佛寶餐：均衡的一餐

　　我喜歡把這些家常蔬食碗想像成佛寶餐（儘管它們更適合裝在盒子裡而不是碗裡！）佛寶餐色彩繽紛、吸引人，排列組合和觀賞都是一種樂趣。但繽紛的色彩不只是為了美感，在植物性食物中，不同的顏色代表不同的植物營養素，每種營養素都具有各種的健康益處。

　　佛寶餐的排列方式讓人清楚看到碗裡有什麼食物，讓健康飲食的概念一目了然。舉個例子：地瓜和糙米是緩慢釋放的碳水化合物，酪梨和橄欖油是優質脂肪，菠菜或芝麻菜是綠葉蔬菜，烤豆腐可提供蛋白質，烤紅椒是為整體佳餚增加色彩、風味與增加更多的蔬菜。最後

加入美味的香草醬汁可以增添更多的風味。

以下是如何為未來一週做好準備的方法，這樣你每天都可以享受不同的飲食。均衡、健康的飲食就是這麼簡單！

地瓜

這是我最喜歡，可能也是緩慢釋放碳水化合物最容易取得的選擇。但你也可以使用胡桃南瓜和其他南瓜。地瓜有各種不同種類，而橙色的地瓜含有維生素 A，這是促進生長、免疫力、視力和皮膚所需的必需維生素。

準備 2 ～ 3 顆地瓜，刷除表皮上的泥土或去皮，然後切成 1 公分大的方塊狀。將地瓜蒸或煮大約 10 分鐘，直到微軟但不要太軟。接下來，你可以選擇用平底鍋煎或放入烤箱烤這些地瓜。我先蒸或煮的原因是讓接下來的煎或烘烤過程會更省時，且需要較少的油。

◆ **如果使用平底鍋：**將 ½ 茶匙小茴香籽（孜然籽）放入 2 茶匙椰子油或任何油中加熱，然後加入地瓜塊，加入鹽（適量，約 ½ 至 1 茶匙）和黑胡椒粉。加入 ¼ 茶匙薑黃粉、印度綜合香料（garam masala）和如果你手邊剛好有一點肉桂粉，且你想要增添更多的風味，也可以加一點。

◆ **如果使用烤箱：**將烤箱預熱至 190℃（375 ℉／瓦斯標記 5），將地瓜塊拌入上述等量的油、香料、鹽和胡椒拌勻，然後放入烤箱烘烤 20 至 30 分鐘，直到熟透。

◆ 待地瓜冷卻後放入容器中，置於冰箱冷藏大約可以保存 4 至 5 天。最好在食用之前將它們加熱或迅速放入鍋中拌炒一下，因為熱食對消化道比較好，但也可以冷食。

多樣蔬菜

蔬菜可為餐點增添繽紛色彩，讓口味變得更清淡和營養。適當的烹調可以讓它們更容易消化，與各種穀物、蛋白質和脂肪搭配得宜，並具有各種風味，且含有阿育吠陀醫學建議六味中的五味：甜、苦、澀、辛辣和鹹。某些蔬菜適合特定的體質，例如暖性蔬菜最適合風能和水能的體質；涼性蔬菜最適合火能的體質；沉穩的根莖蔬菜適用於平衡輕飄的風能體質；綠葉蔬菜則適用於水能體質。然而，整體來說，蔬菜是任何飲食必要的組成成分，稍微加點香料就很美味。

當地瓜放入烤箱時，你可以準備其他蔬菜，如紅甜椒、黃甜椒、蘑菇、青豆或蘆筍，將這些蔬菜切塊，加入少許油、香草和鹽混合，然後放在另一個烤盤上烘烤。

這些蔬菜也可以生吃，但我更喜歡煮熟的蔬菜，因為煮過的食物更容易消化。而且，例如紅甜椒和黃甜椒在煮熟後味道更甜美。你也可以將胡蘿蔔或甜菜根磨碎後放入碗中。

最後，如果烹調花椰菜，通常會先將小朵的花椰菜煮沸或蒸熟，瀝乾水分後直接裝入容器中放入冰箱冷藏，而不煎炒或烘烤。

綠葉蔬菜

準備一袋嫩菠菜或任何你喜歡的綠葉蔬菜（芝麻葉、西洋菜、萵苣），以備不時之需隨時可來一盤沙拉。

如果使用羽衣甘藍，請撕成小片或切成小片，方便輕鬆咀嚼，然後用少許橄欖油、一茶匙芝麻醬、少許鹽、辣椒粉和檸檬汁攪拌入味。這是我料理羽衣甘藍的簡單方法，搭配烤地瓜塊非常對味。

穀物

在穀物方面有很多選擇，從藜麥和珍珠大麥到糙米和黑米。還有法羅麥、蕎麥和小米等。

烹煮前用冷水多沖洗穀物幾次，否則會殘留澱粉質。

你可以在一星期的前半週製作一種穀物，後半週製作另一種穀物，這樣你就能有多種的選擇。

優質脂肪

最簡單的選擇是具有奶油口感的美味酪梨。你只要在餐點中添加幾片，例如四分之一顆酪梨。如果你提前切好，請確保擠上大量的檸檬汁或萊姆汁，預防表面變黑。

橄欖油、核桃和各種種籽類也是很好的選擇。

蛋白質

如果你是蛋奶素食者，你有很多蛋白質的選擇：豆腐、天貝、雞蛋、綠豆、鷹嘴豆、黑豆、乳酪、夸克（quark）等。

如果你是純素食者，你可以吃豆腐、天貝和所有的豆類。

如果你吃肉類，你還有更多的蛋白質選擇。

料理豆腐

◆ **硬豆腐：**切成小塊，放入鍋中或烤箱中，加入少許油、鹽、胡椒和少許醬油或 tamari 醬油（無麩質）。如果你喜歡，你也可以加入香草。

綠豆是優質的植物性蛋白質來源。它們可以蒸、煮或發芽，並搭配各種食材。我在我的第一本書《番紅花之魂》（Saffron Soul）也有一個綠豆和地瓜漢堡的食譜。如果你要加入午餐中，我建議先洗淨並浸泡過夜，然後用沸水煮大約 45 分鐘直到熟透。或者，如果你沒有時間浸泡，那麼你可以煮更長的時間，直到綠豆熟透，或者你也可以用壓力鍋煮綠豆。

調味料和醬汁

製作一到兩種綜合醬汁或調味料以供一整週使用。這些調味料或醬汁通常可以在冰箱中保持 4 至 5 天。

芫荽和腰果醬

我的首選調味料：

2 把新鮮芫荽	一把浸泡過的腰果
適量檸檬汁或萊姆汁	½ 茶匙鹽或適量調味
一小根青辣椒（自選）	¼ 杯水（使醬汁充分混合即可）
少許小茴香籽（孜然籽）	一點蜂蜜

用高速攪拌機攪拌後，依個人喜好調味。如果你想口感更濃稠，可加入更多腰果，甚至幾湯匙希臘優格。

辣味優格醬

將幾湯匙特濃優格與少許紅辣椒粉、一些紅椒粉（paprika）、鹽和萊姆混合均勻。如果你想增添一點甜味，可以加入一點紅糖或蜂蜜。

烤紅椒醬

將紅椒塊放入烤箱中烘烤或在平底鍋中拌炒（烹調會使其變得更甜），將一把腰果浸泡在水中至少一個小時，最好是過夜。將烤好的紅椒放入攪拌器中，加入一點水、鹽、檸檬汁或萊姆汁、一小瓣蒜頭和一些自選的辣椒片攪拌均勻，並依個人喜好調味。

義大利香醋芝麻醬

做法非常簡單，只要將芝麻醬與巴薩米克香醋（balsamic）、鹽和少量水攪拌均勻（水的份量只要使醬汁能夠充分混合即可）。

自製素食辣椒醬

將 1 湯匙芝麻醬、5 湯匙優格、2 湯匙巴薩米克香醋、2 茶匙紅辣椒粉、¼ 茶匙鹽、½ 茶匙芥末醬、1 茶匙蕃茄泥和大約 ½ 顆萊姆汁或檸檬汁攪拌均勻即可。

現成的選項

如果時間緊迫，你可以用鷹嘴豆泥加入一點萊姆汁、紅辣椒粉和橄欖油，製成調味醬，如果你喜歡青醬，你也可以在鷹嘴豆泥中加入幾茶匙青醬，然後攪拌均勻製成鷹嘴豆泥青醬。如果你喜歡，你可以再加入一把新鮮切碎的香草，如歐芹或芫荽，增添一些清新的風味。

更多的選項

● 櫻桃蕃茄對切，增添色彩、口感、風味。

● 一把蒸熟的毛豆，以補充蛋白質。

● 一把甜玉米──如果我有時間，我會烤一整根玉米，並將玉米粒切下來，不過，你隨時可以使用罐裝甜玉米增添和變化風味

● **浸泡過的葵花籽：**用水浸泡一夜，濾乾水份，撒在餐點上。

● **檸檬或萊姆片增添風味：**同時也是增加菜餚中的酸味，根據阿育吠陀醫學，每餐應該含有六種味覺（請參閱第 25 頁）。

● 如果你想要更飽，除了沙拉外，你還可以加入一片土司或是脆麵包添加飽足感。

羽衣甘藍配地瓜煎餅

大約 10 個中型煎餅

我喜歡製作煎餅，因為做法相當簡單且方便又容易吃，它們可以搭配任何調味料或醬汁，也可以為沙拉增添更多的風味，同時也可以與任何蔬菜、沙拉或土司一起食用。這是我的首選食譜，你也可以嘗試做一些變化的菜色。

2 湯匙椰子油或任何油，用於料理

煎餅混合物食材

1 顆小型地瓜（大約 150 公克）

1～2 顆洋蔥，切碎

2 瓣大蒜，磨碎

1 根青辣椒，切碎，自選

¼ 茶匙薑黃粉

一把羽衣甘藍或菠菜（大約 60 公克），切碎

1 罐 240 公克罐裝黑豆，或任何豆類

½ 茶匙鹽

½ 茶匙紅椒粉（paprika）

½ 茶匙印度綜合香料（garam masala）

½ 茶匙黑胡椒

2 湯匙玉米粉（你也可以使用在來米粉或鷹嘴豆粉）

① 首先，將地瓜刨絲或粗略切成塊，然後煮熟或蒸軟，你可以使用對你來說最方便的做法！將所有煎餅食材，包括地瓜放入碗中攪拌均勻，將豆子和地瓜搗碎。一旦所有食材混合均勻，依個人喜好調味。接下來，將混合物分成 10 份，揉成球狀，然後放在手掌心稍微壓平，你可以壓成你想要的尺寸，但我喜歡中等大小，直徑大約 5 公分。

② 將大平底鍋以中火加熱後，放上煎餅並在每個煎餅周圍滴幾滴油。先將煎餅的一面煎熟後，再翻過來煎另一面。不停翻面，直到兩面都呈金黃色與熟透，過程大約 5 至 8 分鐘。

③ 這些煎餅非常適合搭配任何種類的佛寶餐。例如 2 ～ 3 個煎餅搭配糙米飯、切碎的酪梨、煮熟的綠花椰菜、烤紅椒、辛辣優格、芫荽和腰果醬；你可以將煎餅與任何你喜歡的食物搭配，甚至可以單獨放在一塊糙米吐司上，或者夾在餐包裡，再配一些沙拉。

沙拉

　　沙拉可以很清淡也可以很豐盛，可以是生食也可以是熟食。在夏天我喜歡簡單的綠葉蔬菜，但冬天則需要一些豐盛的食材，例如地瓜塊。以下有一些適合任何季節簡單的創意，每一種都有不同的口感。

⌒ 羽衣甘藍沙拉佐酪梨醬

　　羽衣甘藍配藜麥或大麥，浸泡過的葵花籽，搭配酪梨泥、芝麻醬、鹽、萊姆汁和橄欖油製成的醬汁，在上桌前便用大量蔓越莓裝飾即可。

⌒ 印度綜合香料地瓜沙拉

　　地瓜切成塊狀（大約 300 公克，適合 2 人食用），水煮 10 分鐘後，再放入平底鍋煎或烤箱中烘烤，加入 ½ 茶匙印度綜合香料、4 茶匙肉桂粉、適量鹽和少許油。煮熟後，搭配烤杏仁和辣優格或上述任何調味料一起食用。你甚至可以加入上述提到的羽衣甘藍沙拉。最後，用紅辣椒絲、整片芫荽葉和黑芝麻裝飾即可。

🍃 香草藜麥沙拉

　　將大約 50 公克藜麥煮熟後，加入一把切碎的芫荽菜或歐芹（或兩者）混合均勻，再加入一把枸杞（在水中浸泡 10 分鐘）、一些稍微烤過的杏仁片、鹽和胡椒調味。用檸檬汁、巴薩米克香醋、芝麻醬和水調製成醬汁，與沙拉混合。最後撒上更多的芫荽菜和一些杏仁片裝飾即可。

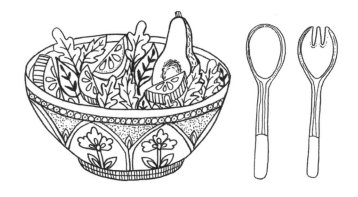

外出用餐

如果你不想每天準備盒裝午餐，並且在工作地點附近有其他選擇，請選擇健康而且可以吃飽的選擇，例如：

- 夏天時，可以選擇新鮮而且能讓你飽足的沙拉，再搭配一些餅乾或脆餅，如果你需要在沙拉中加一點鹹味。沙拉等生食比較難以消化，因此要充分咀嚼。如果你喜歡吃咖啡館裡的某些食物，但發現總是無法吃飽，那麼你可以帶一小盒烤豆腐、烤地瓜或酪梨加入其中，這將使餐點更容易飽足，並且避免在用餐後購買其他零食。

- 在冬天，一碗燉湯配全麥吐司會是既溫暖又營養的好主意。如果你喜歡三明治，你可以選擇內含蔬菜的三明治，並記得要細嚼慢嚥。最後，均衡的飲食很重要，如果你對小麥或麩質沒有過敏，沒有理由不享受麵包的美味，但一定要充分咀嚼。

- 拉麵最近很受歡迎，這是另一個不錯的選擇，尤其是在寒冷的季節。雖然麵條不易咀嚼，但請盡量充分咀嚼。

❧ 健康的工作習慣 ❧

　　無論你是在辦公室或在家工作，為了你的健康和工作效率，採取一些健康的工作習慣非常重要。工作也可能是壓力和焦慮的來源，我在本章提供了一些有助於你應對這些問題的儀式。

❧ 挺直身體坐正

　　背沉重的包包、整天坐在辦公桌前、彎腰駝背打鍵盤……，這些看似無害的事情可能會給你的脖子和背部帶來壓力，久而久之可能會造成背部的毛病。最終，不良坐姿會導致駝背。提醒自己要保持挺直的坐姿，在手機上設定每隔兩個小時提醒一次，檢查一下自己的姿勢，或是在辦公桌旁貼一張顯眼、激勵的紙條，上面寫著「坐正」。收緊小腹運用腹肌將軀幹挺直。人類生來就不適合整天坐在辦公桌前，所以這是一個現代人的通病，解決這個問題的唯一方法就是改變自己的坐姿。正確姿勢應該是自發性的，我們越提醒自己坐正而不要彎腰駝背，我們就能很自然保持正確的坐姿。

養成良好的姿勢

不良姿勢不僅會影響脊椎，還會壓迫胃和腸道，進而影響消化過程，使消化的空間減少。我們的姿勢決定了血液在體內流動的順暢程度，而消化過程需要血液流向腸道。不良的姿勢會阻礙血液流動，使消化過程變得更緩慢，從而導致脹氣和腹脹。

將電腦保持在與視線齊平的位置

將電腦或筆記型電腦保持在與視線齊平的位置，這是確保在工作時不會彎腰或駝背最簡單的方法。這個簡單的做法可以讓你的頸部挺直，並預防你因低頭和頸部拉傷而出現背部疼痛的問題。如果你在家或在咖啡館工作，你可以在筆記型電腦下方墊幾本書或一個托盤，將筆記型電腦抬高到與視線齊平的高度。

在辦公桌前舒展筋骨

◆ 每天多次向後轉動肩膀，尤其當肩膀變僵硬和緊繃時。
◆ 每天多次將頭部左右搖動，並緩慢分別由順時針和逆時針方向旋轉頸部幾次。
◆ 每天多次旋轉手腕。如果可以，將手指轉向後方，然後將手掌壓在桌面上，讓手腕完全伸展。

◆ 進行快速的背部伸展，將手指交錯，掌心朝外，手臂伸直向上和向後伸展，盡可能往後拉，讓背部完全伸展開來。你可以站著做這個動作，或坐在椅子上，利用椅子做為背部支撐。

◆ 你還可以坐在椅子上進行旋轉，向左轉身然後向右轉身，用雙手握住椅子的兩側，使背部側面完全伸展。

〜 伸展下背部和臀部

如果你能找到地方做這個伸展，嘗試深蹲幾秒鐘，特別是當你感到臀部緊繃時。然後將重心從一側移到另一側，並深入緊繃的位置，這也有助於改善消化和舒緩胃痙攣。

如果你在人前做這個動作感到不自在，你可以在洗手間裡快速做幾秒鐘！

〜 參加午餐時間的課程

如果你覺得早上早起參加課程很難，而你想在下午充滿活力，那麼在午休時間參加健身課或瑜伽課可能是一個不錯的選擇。你可以查詢辦公室附近是否有健身房或瑜伽教室。在午休時間來一場快速的運動可以打破一天的僵局，並且補充能量。在運動時，腦部會釋放出腦內啡，這是一種讓人「愉悅」的荷爾蒙，也就是為什麼我們在運動後會感到興奮的原因。運動還可以增加大腦的氧氣和血液流量，有助於

提高工作效率。在冬天，這也能讓你全身暖和！你可以從每週參加一到兩次課程開始，看看效果如何。

當然，你可以在健身房，甚至在家裡或公園自己鍛鍊，但團體一起鍛鍊會更有動力。

～ 找時間散步

找時間在午休時快走一下——這是提神醒腦、為一天充電、促進血液循環，並供給所有細胞（包括大腦）更多氧氣的好方法，可以讓你精力充沛，提升注意力。如果你有帶午餐或在咖啡館買午餐，你可以步行到附近的公園用餐，也可以在用餐前或用餐後散步。即使只有短短幾分鐘身處大自然，也可以放鬆身心減輕壓力，此外，自然的陽光還可以刺激大腦並提高體內的維生素 D 水平。

～ 接觸大自然

花時間接觸大自然，行走在大地上，呼吸新鮮空氣，吸入雄偉樹木的氣味和欣賞壯麗的景緻，觀察樹枝的搖曳和陽光穿透樹葉的縫隙，傾聽風吹的沙沙聲，沉浸在美妙大地的氣息中。雨後留下甜美濕潤的空氣，彷彿雨水從地面提取出香氣，將其散播在空氣中，讓人精神為之一振。有許多詞彙可以形容這種感覺，當我們被蓊鬱的樹木包圍，整個人全然放鬆，內心由衷讚嘆，心靈瞬間感到自由與奔放。這

種感覺或許就像是「感質」（qualia），一種難以言喻個人的經驗和存在的感官體驗。日本人有一個詞來形容這種神秘和敬畏的感覺，一種深邃到無法用言語表達的感受：幽玄（yugen）。或許梵文中的「空性」（shunyata）與此相似，體驗虛無的浩瀚和其中的清澈，或者禪宗的「無心」（mushin）的概念，意指心靈和思緒完全自由，全然活在當下。

　　日本的官方宗教神道和佛教都相信森林具有神性的力量。日本人還有一個詞來形容在森林中漫步、聆聽鳥鳴、感受風吹拂肌膚、聞花香、觀察樹葉，以及顏色變化的體驗，稱為「森林浴」（shinrin-yoku）。這就是身處在大自然中，透過我們的感官與周圍連結，觀察和吸收身邊的一切，陶醉於自然之美，從而「沐浴」在其中。沉浸在大自然，有助於開啟我們的感官，與自然世界和諧相處，幫助我們治癒並從中獲得快樂。**根據阿育吠陀的說法，我們是來自這片土地，而不是出生降臨在這片土地，因此身處在大自然，我們是回到家，與真實的自我連結。**

　　森林浴已被證實能夠降低皮質醇（壓力荷爾蒙）的濃度，同時降低我們的脈搏和血壓。即使你生活在城市中，也可以透過在附近的公園或樹林區散步來獲得類似的好處。你可以探索不同的公園，或者選擇步行去上班，接觸一些大自然的元素，這樣你每天都會神采奕奕精神煥發。

尊崇樹木、在大自然中漫步和森林浴

漫步在孟買的街道上，我經常在遇到樹木時會停下來觀察一分鐘，驚嘆於它們雄偉的樹幹，數不勝數遮蔭的粗枝彎曲纏繞，宛如蛇一般從地面向樹枝延伸，如此複雜，美麗且古老，讓我彷彿穿越到另一個時代。樹木富有威嚴和神聖感。而且，猶如濕婆神（Shiva）的蓬鬆髮辮和糾結亂髮，一串串交織的繩索從樹枝上垂下，漂浮在半空中，然後又回到地面。我想像這些生生不息的生命之樹，幸福地度過一個又一個世紀，見證著眾神、君王、佛陀和人們來來去去，充滿沉思和思緒的振動，實現著願望並儲存著能量。每一顆樹都是一個充滿故事和歷史的宇宙。

在印度，尊崇樹木是生活的一部分。事實上，最早的寺廟就是樹，樹下供奉著神明；每尊神明都有與其相關的樹，稱為「菩提樹」（bodbi vriksha）（其中 vriksha 意為樹）或「chaitya vriksha」，也就是在這顆樹下證得菩提。樓陀羅（Rudra）是濕婆神的化身，與金剛菩提樹（rudraksha tree，又名印度唸珠樹〔Elaeocarpus ganitrus〕）有關（金剛菩提樹的種子被視為是濕婆神的眼淚），因此崇拜濕婆神的人經常會佩戴用金剛菩提樹的種子製成的念珠。還有美麗的圖爾希

（tulsi）植物，即神聖羅勒（在印度神話裡，神聖羅勒是保護之神圖爾希女神的化身），許多印度住家前會種植神聖羅勒。神聖羅勒具有藥用特性，其葉子現在仍然用於阿育吠陀茶飲和藥物中。許多人還會佩戴由神聖羅勒根或莖製成的念珠，這與毗濕奴（Vishnu）或克里希那（Krishna）神有關。

樹木的神聖性並不受宗教約束——許多蘇非聖者（屬伊斯蘭教信仰）生活在樹下，當他們離世時，他們就會被埋在當地。這個地方隨後變成一個聖地，一個達爾加（dargah）。即使現在，如果你參訪孟買的哈吉·阿里（Haji Ali）等達爾加，你可以在陵墓外的樹上或窗架上綁一條紅黃色的線。在旁遮普邦，古魯·納納克（Guru Nanak）在印度李子樹下開悟，他將這棵樹描述為創造的救贖者。

在印度儀式上，印度人在生活開啟新的一頁時會打破椰子殼，例如搬進新家。婚禮結束後，當禮車載著新郎新娘離開時，他們常常會輾過一個椰子殼，這樣做是為了確保得到神明的祝福。

下午的能量

解決打瞌睡的問題

有時候，無論你睡了多少覺，到了下午你還是會精神不振，甚至可能在辦公桌前打瞌睡。發生這種情況的原因很多，如果這是你的常態，就有必要了解一下，這樣才能解決嗜睡的問題。在你感到疲倦的那些日子裡，你不妨問自己以下的問題：

❥ 我的喝水量夠嗎？

脫水可能導致疲勞；事實上，這是疲勞的主要原因之一。如果你沒有喝足夠的水，你的警覺性和情緒都會受到影響。檢查尿液的顏色是確認是否喝充足水分的簡單方法：淺黃色代表水分充足，深黃色表示你需要更多的水。在你的辦公桌旁放一個大水瓶，並且不斷補充裡面的水。如果你想增添風味並促進消化，你可以擠一點檸檬汁。如果你在辦公桌旁已放了水瓶，但還是忘記喝水。那麼你可以在水瓶上貼上顯眼的「喝水」的標籤，或是買一個顏色鮮豔的瓶子，這樣就能引起你的注意，或者甚至在手機上設定提醒。有時，最簡單的做法就能讓你養成習慣。一旦你習慣了喝很多水，你就會意識到自己有多需要

水，自然而然你就會開始多喝水。

🐬 咖啡真的會提神嗎？

快速趕跑瞌睡蟲的方法有很多：好好休息一下、找個理由呼吸新鮮空氣，不過，咖啡往往是我們第一個想到的解方。然而，咖啡因會造成嚴重脫水，因此，如果缺水是導致你疲勞的原因，那麼喝咖啡會使你進一步脫水。你的身體也會很快適應咖啡因，久而久之，你可能會需要更多的咖啡才能達到相同的效果。此外，如果是在下午 3 點以後喝咖啡，這可能會影響你的夜間睡眠，因身體需要 3 至 5 小時才能排除一半的咖啡因，而排除其餘的咖啡因則需要更長的時間。即使你是那種一夜好眠的人，這也可能會干擾你的深度睡眠時間長度，或讓你在夜間睡眠不安穩，從而使你無法獲得所需的最佳睡眠品質。如果你覺得自己需要咖啡，但知道自己已經喝太多了，那麼每天少喝一兩杯，並改用其他東西代替。以下是一些選擇：

◆ **抹茶**：這種研磨綠茶葉製成的綠色粉末，自古以來一直被僧侶用來在冥想時保持清醒。抹茶的咖啡因含量與一杯沖泡咖啡相當，僅比濃縮咖啡少一點，但提神的效果更強與持久。它還可以安定心神，富含抗氧化劑，無論加水或牛奶都很美味。你可以將抹茶加到熱水中，加入少許肉桂，然後再加一點冷牛奶（任何種類的牛奶），現在許多咖啡館都有提供抹茶拿鐵。

- **可可**：當我想吃巧克力但又不想吃太多糖時，可可加熱水是我的首選飲品。可可或生可可風味濃郁，只需一茶匙攪拌到熱水中即可。當然，你也可以加到熱牛奶中，就像喝一杯非常濃醇的熱巧克力。如果你想要一點甜味，你可以加一點蜂蜜或楓糖漿。通常我還會在其中添加薄荷精油——這有助於整腸健胃！
- **薑黃**：在牛奶甚至熱水中加入一點薑黃是滿足對熱食和撫慰食物渴望的另一種好方法。薑黃有很多好處，但在一天中這個時候，它可以提高大腦的生長激素，進而使大腦的注意力集中。
- **舒緩腹部小妙方**：如果你有胃痛或痙攣的問題，你可以購買一瓶薄荷精油，加一兩滴到你喜歡的飲品中。

❧ 午餐是否吃得太多？

你今天吃得比平常多，或吃了一些不同的東西嗎？胃可能還在消化食物，所有的血液都湧向結腸，導致大腦缺乏足夠的血液，因此感到昏昏欲睡。如果是這種情況，考慮減少午餐的份量或改變飲食，看看哪一種感覺比較好。記得一定要細嚼慢嚥。如果疲倦感持續存在，你可以記錄每天的飲食並對照白天的感受。倘若接下來你去找營養師、自然療法、中醫或阿育吠陀醫生，這些記錄可以幫助你找出問題的根本原因。

✍ 是否缺乏營養素

如果持續感到疲勞，建議進行血液檢測，檢查鐵、維生素 D、維生素 B12 和鎂的含量，缺乏任何其中一項都會導致疲勞。在理想的情況下，我們希望能從食物中獲得所有的維生素和礦物質，但事實上我們很難獲得和吸收我們所需的水平。

◆ **素食者和純素食者更容易缺乏鐵**，因此相對於食用肉類的人，他們更容易貧血。這是因為紅肉富含豐富的鐵質。綠色葉菜、深綠色葉菜和雞蛋也是優質的鐵質來源。缺乏鐵的主要症狀是疲憊和嗜睡。如果你正在服用補充劑，請留意鐵片可能會引起便秘；液態鐵對胃部比較溫和。

◆ **維生素 D** 是透過皮膚吸收。深色皮膚含有較多的黑色素，這可能會降低維生素 D 的吸收。因此，雖然有一些食物含有維生素 D ，例如魚和牛奶，但對於深色皮膚的人來說可能不足，尤其是如果生活在陽光較弱的地區。在這種情況下，補充維生素 D 肯定會有幫助。

◆ **缺乏鎂**可能會導致失眠和睡眠不安，並增加壓力水平，壓力也會消耗體內的鎂。我們可以透過深綠色葉菜、牛奶、種籽類和堅果、肉類，以及未加工的全穀物中獲得鎂，但我們攝取量不足，或者身體可能無法充分吸收這些營養素。服用補充劑可能有助於改善你的睡眠和壓力水平。

◆ 由於**維生素 B12** 的主要來源是肉類和乳製品，因此素食者和純素食者更容易缺乏維生素 B12。這種維生素是製造健康紅血球的必需營養素，所以缺乏可能會導致貧血。隨著年齡的增長，身體吸收維生素 B12 的能力也會變弱。注射維生素 B12 是最有效的方法，但你也可以選擇服用補充劑。

短暫散步

短暫散步可以提高心率，改善血液循環，補充更多能量。接觸陽光也會讓你更清醒。在散步時進行幾次長而深的呼吸或練習勝利調息法（請參閱第 40 頁），這有助於輸送更多氧氣到大腦，讓你充滿活力。

使用香氛

就像清晨濃郁的咖啡香足以讓你清醒一樣，有些香味也具有提神的效果。隨身攜帶幾瓶精油或將它們放在辦公桌旁，可能會是你在白天昏昏欲睡時正需要的好幫手。柑橘類的香味，如檸檬和葡萄柚有提振精神的效果，有助於增加快樂荷爾蒙血清素；薄荷具有振奮和醒腦的效果；迷迭香則是提高記憶力，使我們更加警覺。

如果你有頭痛的問題

壓力和脫水都是引起緊張性頭痛和偏頭痛的常見觸發因素。以下是一些緩解頭痛的簡單方法：

◆ 先從增加每天的飲水量開始，以預防脫水引起的頭痛
◆ 按摩眉心，疏通頭部氣血
◆ 到戶外走走，呼吸新鮮空氣和氧氣
◆ 放慢呼吸並深呼吸
◆ 使用薄荷精油按摩太陽穴
◆ 鎂對於減輕頭痛非常有效
◆ 喝新鮮的薑茶或將薑粉放入熱水中攪拌
◆ 將少許薑粉加水調成糊狀，仰躺抹在額頭和太陽穴上揉搓，然後休息 15 分鐘或盡可能更長的時間

此外，我建議進行頭薦骨療法，這是一種溫和的整體療法，透過調整腦脊髓液的壓力和循環來改善頭痛的症狀，腦脊髓液是包圍和緩衝大腦和脊髓的液體，這有助於鎮定中樞神經系統，讓人完全放鬆。如果你能找到一位優秀的馬爾瑪（Marma）能量穴位治療師（參見第231 頁），馬爾瑪（Marma）能量穴位按摩療法（請參閱第 179 頁）也非常有效。

提神小點心

有時，當你的午餐沒有吃得很飽，或者你將工作到很晚，晚餐可能會比平常晚吃。這時你也許需要一些小點心來維持體力，補充你的能量，讓你暫時充飢。以下是一些你可以隨身攜帶上班的小點心：

◆ 綜合堅果類、種籽類和葡萄乾、李子或杏桃乾的堅果點心

◆ 優格搭配奇亞籽、亞麻籽、堅果和少許蜂蜜

◆ 核桃和幾塊黑巧克力

◆ 蘋果、梨子或一小碗綜合水果

◆ 椰棗搭配堅果或椰棗搭配杏仁醬或任何堅果醬

◆ **能量球：**你可以製作一批，然後帶一些去上班。用高速攪拌機快速攪拌，或將椰棗放入平底鍋中加熱，然後與其他食材一起融化。然後揉成一口大小的圓球並放入冰箱冷藏。適合的組合包括：

  ● 椰棗、堅果醬、肉桂或薑粉

  ● 燕麥、杏桃、腰果、香草和椰子

  ● 椰棗、堅果醬、可可、奇亞籽

◆ 酪梨搭配黑麥麵包或任何薄脆餅乾，灑上鹽、胡椒和檸檬。做法簡單，你可以將食材帶到公司並在工作時準備你的點心。

◆ 優格搭配酪梨、鹽、胡椒、烤堅果，也許再加幾片烤薯片。

椰棗和其他果乾富含纖維、維生素和礦物質。例如，椰棗富含鐵和維生素 B 群，這兩種都有助於提升能量，它們的纖維含量也有益於消化。

關鍵在於平衡和了解自己的身體！偶爾放縱一下無傷大雅，但節制和毅力非常重要，多樣化的選擇會使你養成選擇健康零食的習慣。

幫助消化

有時在下午，我們可能會因為前一晚吃太多，或者可能吃了一頓不適合我們的午餐。這種不適和不安，或許會讓你覺得下午很煎熬。以下是一些可以幫助消化的茶飲。它們不但具有預防的作用，同時又有療效。我建議在你的辦公桌旁放一小罐，並在不同的日子使用它們（如果你每週使用一些生薑片數次，一小塊生薑應該可以持續使用 1 至 2 週）。

❧ 薄荷葉

將薄荷葉浸泡在熱水中數分鐘，靜待涼後即可飲用。你甚至可以將薄荷葉放入一大杯熱水中浸泡，然後將濃縮的薄荷葉和熱水混合加入你的大水瓶中（將薄荷葉浸泡在熱水中會使薄荷風味更濃郁）。

∽ 薑粉或薑汁

我過去習慣把生薑磨成泥後加入沸水中，將生薑磨成泥，其汁液更能與水混合。如果你是切生薑，請確保切成小片，以便使汁液釋出。不過，我現在開始改用薑粉加熱水，因為這是一種更濃縮的薑。你可以選擇任何一種，但薑粉比較方便。你可以購買一大包有機薑粉，在辦公桌旁和家裡各放一些。這種飲品全天都可以飲用，有助於舒緩消化不良引起的痙攣或不適，而且還有很多其他的好處，例如從祛寒暖身，這對我這種總是手腳冰冷的人非常需要。擠一點檸檬汁或萊姆汁以增加風味並進一步促進消化。

∽ 茴香或小茴香種籽

這兩種種籽都有助於消化、促進和增強消化系統。有時我會用一茶匙這兩種種籽煮 1 至 2 公升的水，煮幾分鐘後（你可以煮更長的時間），然後靜置冷卻裝瓶供全天飲用。你可以將這些種籽放入茶包中，這樣比較容易取出；或者你可以把籽留在水中稍後咀嚼。我喜歡咀嚼這些籽！這款茶飲也可以選擇其他的種籽，如芫荽籽和印度藏茴香籽，這兩者也能促進消化。

～ 肉桂粉

　　這是一種溫暖且天然的甜味香料，不僅可以為任何食物和飲料增添風味，還有助於緩解胃痙攣、減少脹氣和促進消化。只需將肉桂粉放入熱水中攪拌，如果你喜歡，可以加入一匙蜂蜜（選擇優質蜂蜜）。肉桂還有助於降低血糖並具有抗發炎的作用，因此對肌肉酸痛或經痛也有助益。

～ 薄荷精油

　　購買一小瓶薄荷精油，在你喜歡的任何飲品中滴一兩滴，甚至只是熱水也可以。我喜歡將它加入與可可粉攪拌的熱水中，以及我的抹茶拿鐵。薄荷有助於舒緩腹脹和腸激躁症（IBS），並且能緩解壓力。實際上，腸躁症通常是由於外來的壓力引起的，因此減輕壓力將有助於緩解消化過程。薄荷精油也有助於緩解噁心和清新口氣。它是濃縮精油，所以只需要一滴或兩滴即可。當然，你也可以使用薄荷葉，但精油濃縮較高效果更好。

❧ 應對壓力 ❧

當我們感受到壓力，我們的腹部會緊縮，可能開始出汗、心跳加快。這是神經和荷爾蒙對壓力的反應，我們的腎上腺釋放腎上腺素和糖皮質激素（例如皮質醇），這兩種荷爾蒙同時增加心跳和血壓，減緩消化，抑制免疫系統，並動用肝臟和脂肪細胞中的能量。在短期內，它們幫助我們應對突來的壓力，稱為「戰或逃」的反應。當我們長期和過度承受這種壓力時，壓力就會導致身體問題和疾病。的確，冥想和瑜伽在應對持續性壓力方面有很大的幫助，但當我們突然需要冷靜思考，靜下心在工作和日常生活中取得進展時，我們又該如何平心靜氣面對當下的情境？

❧ 深且長的呼吸

放慢呼吸和深呼吸有助於我們在高壓環境和焦慮時刻保持心情穩定與思緒冷靜。這種放鬆的呼吸可以擴張血管和減緩心率，有助於控制高血壓。因此，花幾分鐘閉上眼睛，以非常緩慢的速度深呼吸，這是最簡單的調息法。這將有助於降低血壓並放鬆身體，想像紛亂的思緒像灰塵一樣沉澱，感覺你的煩躁消散。深呼吸可以增加大腦的氧氣供應，並刺激副交感神經系統，從而讓人進入平靜的狀態。

觀察我們想法的泡泡

　　我想像著想法泡泡在我的周圍漂浮，當我走路時這些泡泡在我的頭頂上彈跳。其中一個變得更大，激發另一個形成，然後飄走，讓出空間給另一個已經成形的想法泡泡。在我尚未抓住這個想法之前，它突然爆破，飄到某個深淵消失不見，直到有一天我再次翻遍無數的泡泡才能找到它。奇怪的想法不時出現，也許是被之前不斷聚集的想法擠壓，然後直接落入我的手中。我努力記下來，發給自己的電子郵件，然後期望它飄走。我們的想法多到令人難以想像，很多時候甚至不知它們來自哪裡，一連串的泡泡就像一場對話，你停下來思考，究竟這一連串對話是如何開場。這就是它的美妙之處。不理解或無法倒帶放鬆。相信你現在所處的位置就是你應該所在的位置，對你的想法和對話、你所處的地方，以及你的生活感到滿意。不要與之抗爭，讓自己滿足於當下，同時相信自己正為未來的目標而努力，敞開心接受未知的事物融入生活各個不同面向，告訴自己：它們的發生是有原因的，有一天你可能會或可能不會理解這個原因。就像那些泡泡會引發其他想法，最終形成一個驚人的點子，但一開始當你有這個想法時，你可能不以為意。

　　深呼吸有助於讓我們察覺自己對某種情境或某人的「戰或逃」反應，刻意給自己一些時間冷靜下來三思而後行。當我們的祖先面臨威脅時，他們要在一瞬間做出決定：逃跑？戰鬥還是原地不動？就像兩隻動物：鹿是要跑？還是跟獅子決一死戰？然而，在現代的世界中，我們不太可能面對如此即時危及生命的決定。我們面臨的威脅可能不同，也許不是那麼突然或緊急。但無論是做出重大人生決定、達成交易，甚至是在上班途中遇到塞車，這都會引發壓力反應。這時你可以讓自己停下來，做幾次深而長的呼吸，改變我們看待情境的方式，讓我們能夠更理性、更冷靜地思考。

❧ 回到此時此地

　　同時，保持正念，無論做什麼都要提醒自己活在當下，如此一來可以避免自己沉迷過去和擔心未來，這兩者都會影響我們對當下的感受，而且往往也是壓力的來源。當然，不要緬懷過去和思考未來並不是我們說到就能做到。正念是一種需要慢慢培養的練習，不管是透過不斷努力放下，還是在牆上貼小提示，以便我們一早醒來和睡前都能看到，久而久之自然就會變成一種習慣。

❧ 重複自我肯定語

　　肯定語是簡短的一句話，甚至只是一個詞，總結你想要融入生活

的真理。透過重複自我肯定語，可以增強自信，幫助你獲得所需的特質，或是開啟一個轉變的過程。重複肯定語有助於扭轉無意識的思維模式，重新連結這些模式並轉向積極正面。我們的想法會影響我們每天所做的一切，影響我們對自己的感覺，以及我們看待周圍世界的方式，因此肯定語有助於我們扭轉人生。

即使一開始你很難相信這個肯定語，但在困境時期以有意義的方式重複它，你的自尊心會慢慢提升，將這些肯定語視為你每天對自己的信心和愛的口頭禪。

將肯定語放在午間部分的原因是，它們是一種快速且簡單的方式，可以為你帶來力量或者讓你的心安定下來進行任何當下的任務。找到適合你的肯定語，或者建立你自己獨特的肯定語清單反覆念誦。當然，你可以在一天中的任何時候使用肯定語。

以下是一些你可以使用的肯定語，或者以它們為例建立屬於自己的肯定語。我從帕拉漢薩‧尤迦南達（Paramhansa Yogananda）那裡挑選一些肯定語，他相信並強調肯定語的力量，以及通過反覆念誦肯定語來實現意圖的能力。他提供一個明確的方法：保持挺直的坐姿，閉上眼睛，將焦點放在眉心處，然後深呼吸三次。一開始大聲重複念誦肯定語，隨後慢慢降低音量，越來越輕柔，直到你的聲音成為耳語，然後只在你的心中反覆念誦，甚至不動舌頭或嘴唇，集中注意力，全神貫注，讓自己進入超意識狀態，以顯化肯定語的力量。

我也選了一些露易絲‧賀（Louise Hay）的肯定語，她相信一次又一次使用肯定語會成為信念，持之以恆最終創造結果。她談到每天

寫下自我肯定語 10 到 20 次，熱情地大聲朗讀，甚至將自我肯定寫成一首歌，並心懷喜悅唱出來。

——當你需要提升自尊心

我是愛

我值得被愛

我值得尊重

我完全接納自己與生俱來的樣子

我天生就是完整、完美的

我愛自己、尊重自己

我是圓滿俱足

我充滿正能量

我充滿自信、有力量、善良

——當你需要決定某事但感到困惑

一切答案存乎於心。（露易絲·賀）

——當你即將參加一場會議需要打起精神

我就像是一陣充滿歡樂的微風吹進房間。（露易絲·賀）

——當你在困境中需要保持冷靜

儘管艱困的風聲在我耳邊呼嘯而過，我始終保持鎮靜，站在生命風暴的中心（帕拉漢薩‧尤迦南達）。

——當你感覺腦筋轉不過來卡住

我希望敞開心扉

我希望了解自己的渴望

🦋 敲擊療法或 EFT（情緒釋放技巧）

在我人生最低潮的時候，我的其中一位好姊妹告訴我，要每天進行敲擊療法（Tapping）。她還傳一些 YouTube 影片的連結給我，以簡化我的學習過程。在當時，我嘗試任何能想到的方法，從與一位在迪拜透過朋友認識的能量治療師，到以前從未聽說過的敲擊療法。當你深陷悲傷深淵，很難判斷什麼方法有效，但在進行敲擊療法時，我的確感受到一種清晰和有力量的感覺。

基本的概念是用指尖在身體的 12 個經絡穴位上輕輕敲擊，就像針灸一樣刺激經絡，促進能量、生命能量（prana）或氣的流動。負面情緒可能是由於身體能量系統紊亂引起，而能量系統紊亂又可能是源自一個痛苦的記憶。透過敲擊，你的目標是針對這種紊亂而不是記憶，用內在的平靜取代這種紛亂。當能量流動順暢時，我們自然會體驗到健康和幸福。

敲擊的穴位點包括：

- 左手側面（小指的位置）
- 額頭中間，眉心的位置
- 額頭右側，右眉毛外側上方
- 右眼中部下方顴骨頂部
- 嘴唇上方、鼻子下方
- 下巴，嘴唇正下方
- 鎖骨，喉嚨底部
- 在右臂下方（抬起手臂）
- 頭頂

閉上眼睛，深呼吸，留意自己的感受。用你的右手指尖點擊這些穴位 3 ～ 7 次。在點擊這些穴位的同時說出以下肯定語。然後再換左手指尖重複點擊這些穴位。

- 儘管我感受到壓力，我依然選擇愛自己、接納自己
- 我選擇好心情，我選擇愛自己。
- 我尊重、讚賞並接受自己
- 我選擇讓自己卓越
- 我選擇放下恐懼
- 我選擇好心情
- 我值得好心情
- 我值得超級好心情

你可以改變一些詞語或使用其他肯定語。當我開始敲擊時，我能

感受到像「我尊重、讚賞並接受自己」之類的詞語在內在引起的變化，並賦予我力量。

🎼 午間音樂播放清單

以下有一份充滿能量的活力播放清單，適合在午後提神——聽聽看 Buddha lounge、梵頌（mantra）混音、融合印度音樂和鼓聲的提振樂曲。

〈Tumhaari Maya〉- Prem Joshua & Chintan

〈Jai Sita Ram〉- MC Yogi

〈Mangalam〉- Prem Joshua

〈Sublime Sufi〉- Sublime Sufi

〈Wandering Sadhu〉- Desert Dwellers

〈Ramana〉- Prem Joshua

〈Darbari NYC〉- Prem Joshua

〈Bodhi Mandal〉- Desert Dwellers

〈Sufis and Gypsies〉- Chinmaya Dunster

〈Meera〉- Prem Joshua

〈Punjab〉 from *Global Spirit* - Karunesh

〈Laughter is the Best Medicine〉- Cass McCombs

〈Allah Waariyan〉- Shafqat Amanat Ali

〈Water from a Vine Leaf〉- William Orbit

～ 加入志工行列──貢獻你的時間和專長

印度哲學中有一個概念叫「seva」，意思是無私的奉獻或服務，這可以是任何形式的付出或服務，從為某個團體或社區活動做志工，到對街上的人或老年人的善行，這可以是任何事情！有很多研究顯示志工服務和幸福感之間的關聯。為社區服務、幫助弱勢群體、參與社會變革，所有這些都能發揮同理心和慈悲心，讓人更滿足更快樂，於是相對的可能會更加付出。利他主義的行為能打破社會之間的藩籬，促進人與人之間的聯繫，讓我們跳脫自己的思維和生活，即使只有一個小時，也會改變我們的觀點，減輕壓力，讓我們更知足。

～ 與祖父母和老人分享故事

多年來，我們經常與祖父母見面，無論是定期還是偶爾，我們都只是詢問他們的健康狀況，卻從未詢問過他們的生活、歷史、故事和感受。當我獨自和祖父母在一起時，我們談話的內容有時會提到他們去倫敦的旅程，或者離開烏干達；或者在烏干達的生活。當他們談論這些舊時光，鉅細靡遺講述他們人生故事時，彷彿就像是昨天發生的一樣，他們的眼睛發亮。與他們分享我們的生活，詢問他們的健康狀況固然很棒，但除此之外，花時間深入了解他們的故事是一種與他們連結的方式，讓他們感到特別和有趣。當然，這適用於任何老年人，在這個孤獨當道，許多老年人獨居的世界中，有時只是與某人坐下來

聊天一個小時，對他們感興趣，就可以照亮他們的一天。

以幽默笑看人生：瑪雅（maya）

　　印度哲學中的一個基本概念是我們的物質存在、世界，以及我們清醒狀態的夢境稱為瑪雅（maya），意味著魔法或幻象。《薄伽梵歌》（Bhagavad Gita）梵文經典對瑪雅的概念有更深入的闡述，類似於電影《駭客任務》（Matrix）中的「矩陣」：世界是虛幻的，而我們的意識和所謂的夢境狀態才是現實。理解這一點改變了我們對情境和世界的看法。這並不意味著我們生活在這個世界上，每天告訴自己這一切都不是真的。相反，我們是帶著這種覺知生活。這種退一步觀察的方式，有助於我們放下已經發生的事情，不為即將發生的事情而焦慮，自然而然我們會進入一種「臨在」的狀態，全然活在當下，感受當下的喜悅，這就是阿南達（ananda），無上的喜悅。理解到人生有高有低，如同山脈中的山谷和山頂相互依存，就像季節的更替一樣，我們要試著在其中找到喜悅。

～ 正念——活在當下 ～

當我們在處理某件事，無論是在工作或家裡，我們很容易分心或判斷錯誤，只要一點小事就足以激發一連串的煩惱，或許只是某人說了一些話就足以毀掉我們一整天的心情。我們可能會因為一個個人問題而分心，一整天心神不寧。

正念有助於我們練習活在當下，在充滿干擾和煩惱的世界中，保持臨在和專注，讓我們可以全神貫注處理事務，完成我們的任務。

～ 正念技巧一：呼吸新鮮空氣和釋放壓力

如果你能夠快步走上 5 分鐘或更長的時間，這將有助於讓你的頭腦清醒。呼吸新鮮的空氣，同時想像明亮的氧分子進入你的血液和大腦。每次吐氣時，感覺你的干擾和壓力釋放出來。你可以用力吐氣，如果這讓你感覺更好。搖動你的頭部，放開你緊抓不放的一切。用手指按摩下巴和頸後，然後將肩膀往後轉動並呼氣，讓自己釋放所有的沮喪、焦慮、壓力或煩憂。現在環顧四周，留意大自然的景象，或是仰望天空，感受上方無限廣闊的空間。只需片刻，發自內心的一笑，讓自己忘記一切。帶著這種思緒和情緒上微妙的轉變，回到工作崗位或你需要面對的情境。

🍃 正念技巧二：調整身體

將手機關機或調至靜音，坐正並閉上眼睛。用你的心靈之眼，慢慢掃描你的身體，留意你的胸部、腹部、手臂、手、腿和腳等部位的感覺。透過感受身體內部的狀況，你的注意力就會從那些揮之不去的雜念轉移。一邊深呼吸的同時一邊調整心情，感受你的心跳，留意肩膀或其他任何部位是否有疼痛感。動動你的腳趾，轉動你的脖子，放鬆你的身體。以你想要的方式四處走動，如果需要的話，你可以按摩頸部，伸展手臂，打個哈欠，所有這些動作都會釋放體內不同部位的能量，讓你能夠順應當下的情境，意識到壓力來自何方，並將注意力從你的思緒轉移開來，哪怕只是短短的幾分鐘。

🍃 正念技巧三：設定意圖

設定一個意圖有助於你進入當下，以更積極的心態處理低落的情緒或艱困的任務，讓你更有目標和實踐的動力。你的意圖可以很簡單，例如「我要沉穩、冷靜和專注」或「我要特別撥出時間做我需要做的事情」這個意圖需要積極、令人振奮的語氣，且不包含任何負面詞語。最終，我們的命運取決於我們最深層的意圖。《奧義書》（Upanishads）表明：「你即是你最深層的渴望，隨著你的渴望，成就你的意圖；隨著你的意圖，成就你的決心；隨著你的決心，成就你的行為；隨著你的行為，成就你的命運。」

在設定你的意圖時，可以大聲說出來，甚至寫下來放在你的桌上，以便不斷提醒自己。設定意圖後就放下，不要太執著於結果或該結果對你的意義，以及可以為你帶來什麼，相信宇宙的智慧。

覺察與留意身邊的人

當我們遇到充滿活力、快樂，或散發著一種讓人感到平靜的人時，我們也會受到感染，充滿能量，精神為之一振。同樣的，遇到抱怨、咄咄逼人或其他負面感覺的人，我們也會吸收這種能量，感到煩躁和不快樂。有些人讓你歡欣鼓舞；有些人似乎是快樂殺手，讓你覺得需要休息一下或以某種方式擺脫這種負面情緒。當然，有些人比其他人對能量更敏感，但遇到不同的人時，甚至可以感覺到內在些微的變化。這就是為什麼覺察我們與誰在一起的重要性。這並不意味著你要擺脫處於低潮、分手或身陷困境的朋友。事實上，在這個時候，你要成為他們的堅強和積極的後盾。意思是你要更了解哪些人帶給你快樂正面的能量，哪些人會耗盡你的能量，然後慢慢調整你的生活和能量，多與那些讓你快樂、充滿活力和能量的人在一起。我們可能無法影響身邊的人，但我們的情緒和行為通常會受到他們的影響，因此意識到這一點使我們能夠更有意識地生活，同時更察覺自己的能量。

與悲傷其處

　　有時候會發生一些事情，喚起一段回憶，伴隨而來的是止不住的情緒。有一次，當我走在街上，突然想起往事悲從中來，即便只是瞬間的情緒。我想打電話給一位朋友，我的姐妹，或是任何人。事實上，我確實打了電話。但每個人都很忙碌。當我坐在火車上，淚水滑過我的臉龐，我突然意識到，有時候，我只需要坐下來感受它，然後讓它過去。吐露悲傷或與好友訴苦的確不錯，但經過這麼長的時間，我意識到我只需要在我的頭腦和心中感受它，並感謝曾經的那段時光，然後花一點時間好好感謝現在擁有的一切。

　　在人生的旅途中，總會經歷關係、死亡、離婚等需要克服的事情。無論如何，即便多年以後，事過境遷生活好轉，你對那些事件有更深的領悟，也許仍然會糾結在其中，有些事會突然勾起你的回憶，喚醒你的情緒和痛苦。但這是你故事的一部分，是你生命中的重要元素。曾經的悲傷終將轉化為對那段時光發自內心的感激，就像一張帶著夕陽濾鏡的快照，有些朦朧和模糊，看起來像是一個遙遠的夢境，一段值得懷念的生活。然後你仔細看著它，你會發現你就在其中。那個故事曾經是，從前的你。

我是誰？

當我們出生時，我們只是一個有名字而沒有其他標籤的嬰兒，充滿無限的潛力。隨著時間的推移，標籤開始出現，從成為某人的姐妹或兒子，到成為一名老師或時尚造型師。這些標籤是我們辨識自己、介紹自己的方式，我們在所難免的將自己置於這些框架中。然而，在層層的標籤下，是我們真實的本質，出生時的自我，這個自我可能依然充滿活力，但也可能被故事、創傷和繁忙所淹沒和隱藏。

花一些時間獨處、冥想或反思，都能讓我們與內在連結，進入那個虛無的空間，找到與生俱來的力量之處。這並不是因為失落和孤獨而產生的空虛。相反，這是空性（shunyata）的重要所在，是靈魂和內在寧靜存在的地方。「我是誰」並不是一個需要確切或明確答案的問題；它是一個種下思索和驚嘆種子的問題，一個讓日常生活和困境變得更清晰的問題。它使我們能夠超越標籤、頭銜和成就，知道自己是誰而不是我們的角色或成就，並且始終以這個認知和力量的層面去行動。

問自己這個問題：我是誰？不論是大聲說出來還是在心中默念，不斷反覆問自己，並思考自己的各種身分認同，讓答案自然而然的展開和顯現。慢慢地，一次又一次，這個問題將透

過不同身分的層層深入，揭開你用來認同自己的外在身分。它會引領你進入內心深處。你可能不會得到一個最終的答案，但這是一個會持續存在，且有無限答案的問題。閉上眼睛，傾聽這些話在你心中的迴響，聆聽浮現出來的答案。觀察自己的思考過程，當你開始這場靈魂的探索。你甚至可能會受到啟發，將這個問題的答案全部寫下來，並觀察每次的進展。

總結

　　下午似乎是一天中最漫長的時光。無論你身處於高能量環境中，還是遇到消極的人，在工作中無往不利，還是感到疲憊，痛苦或在完成任務後心情愉悅──都試著讓自己在下午更留意自己的呼吸。在說話和思考之前先停下來，給自己一點空間，退一步觀察當下的情境，然後以理性而非情緒化地應對。當然，理論上，這聽起來很有道理，但在實際應用中，要找到自己的工具或停下來冷靜思考，可能像是一個難以捉摸的概念般遙不可及。特定情況引發的情緒可能讓人無法招架，以至於幾乎不可能從情境中將自己的情緒抽離。了解自己，清楚知道自己需要什麼以保持穩定，是一種鍛煉，也是一個探索的過程。對應對的情境或人際關係做一些調整，可以讓你更有效率，並確保小問題不會衍生成更嚴重的問題，所有這些都是在於提升對自己更深的認識，以更有意識地生活，並從這種自我意識的角度理解他人。

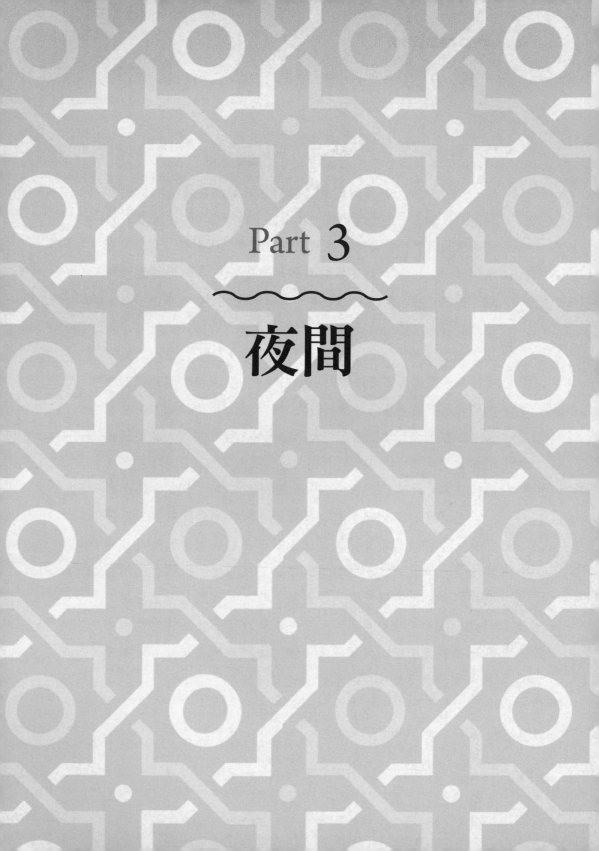

Part 3

夜間

　　忙碌一天回到家，你希望能夠喘口氣放鬆身心。但生活可能很緊湊，一堆社交活動、沒完沒了的待辦事項、充滿激情的專案以及育兒的煩擾。我們很難把所有這些擱在一邊，神奇地轉換情緒，切換到「家庭模式」。生活並非總是如我們所願。屬於「我」的時間，洗澡、花時間做飯、在餐桌上用餐、泡一杯薑茶、做一些伸展運動、與伴侶分享你的一天、寫下今天感激的事物——這些通常被認為是那些很悠閒的人才能享受，至少我們常常這麼認為。但在晚上，你只有寶貴的幾個小時可以獨處或與親人共度美好時光，因此將壓力、工作頭銜和煩惱拋在腦後，切換進入丈夫、妻子、姐妹、朋友、我的模式非常重要。當我放任事情不管，甚至任由關係破裂時，我們才會意識到這段時間實際上有多麼重要。

　　那麼，如何才能盡快放慢節奏？如何準備晚餐並讓心靜下來，準備睡個好覺？充足的睡眠不僅對我們整天的運作非常重要，而且對我們的整體健康也至關重要。根據包括阿育吠陀在內的所有醫學和治療體系，睡眠是我們健康的重要支柱之一。如果我睡得不好，下午感到疲倦，我往往會吃一些甜食來提升能量。然而，現在我的睡眠時間更規律，下午精神不濟的情況減少了，整體上更有效率。

❧ 放鬆的空間 ☙

放鬆不僅可以抽空做我們喜歡的事情，也能退一步讓心靜下來，而不是四處奔波，感覺自己總是無止盡的忙碌。在活動之間的空檔稍微放慢腳步，這樣我們的心才能定下來，給自己多一些時間思考和準備就緒。對某些人來說，冥想可能會帶來放鬆；對於其他人來說，冥想可能以彈吉他的形式呈現，或者你可能喜歡在床上看書以幫助你放鬆，甚至觀看你最喜歡的電視劇集。每天晚上在床上看東西可能是不智之舉，因為這會影響你的睡眠，使你已經疲憊的眼睛更疲勞。但如果這是你想做的事情，或者這是你和伴侶一起放鬆的方式，那麼也許可以同時按摩腳或伸展，甚至做一些深呼吸的運動。

❧ 你的家，你的避難所

你的空間就是你的家，這是你的避難所，一個醒來時讓你感到快樂，感受到能量和靈感的空間。在裝飾上，這可能是一面明亮的彩色牆，也可能是極簡的白色搭配一些植物。植物不僅能清新空氣，還能為你的空間帶來大自然美麗的能量。想像什麼樣的空間能讓你的精神為之一振，讓你會心一笑。你希望你的家充滿正念的氛圍，有空間感和寧靜感，帶有新鮮感和一些回憶的痕跡，每一個物件都有一個故

事，但也有留白的空間，讓思緒流連、徘徊和逐漸顯現。所有空間的元素共同建構出你的故事，並成為故事中的一部分。

◥ 清爽居家空間，讓思緒更清晰

家中的雜亂和空間確實會影響你的思維清晰度。無論你的櫥櫃有多大或多小，你囤積的東西可能遠超過你的需要。仔細檢查你所有的物品，看看你真正需要什麼，把它們歸類整理好。如果有一些你不常使用的東西（對我來說是印度服裝和節日長袍），你可以將它們分類放在盒子裡，這樣你就知道它們在哪裡。

◥ 照明與氛圍

對我來說，照明是營造氛圍最重要的元素之一，它確實可以左右整個空間的氣氛。例如，與明亮燈光的晚宴相比，點蠟燭或昏暗燈光的晚宴氣氛更好，更能營造輕鬆的心情，吸引你留下來。在家裡蜷縮在沙發上看書，這時需要來一盞蠟燭，甚至可能是火爐。在明亮的燈光下做同樣的事情可能有點掃興，晚上切換到柔和的燈光，有助於營造一個讓自己放鬆的空間。若你家裡的燈光太亮，你可以買一盞可調光的大燈或幾盞不同的燈分散擺放。也許再點一大盞白色無味蠟燭以營造夜晚的氛圍（每天燃燒香氛蠟燭可能汙染空氣，甚至有毒）。

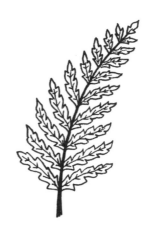

〰 打造你的庇護所

在禪宗寺廟中，僧侶們在樹下或坐在庭院的石頭上修習坐禪冥想。你可以打造自己的小花園，即使只是在窗邊擺上一兩盆植物，鋪上柔軟的毯子和坐墊，就能營造出一種空間感，成為一個放慢步調、暫時停下，讓心平靜的地方。

隨著時間的推移，你可以逐步為這個空間添加一些元素：一串念珠（用於念經和集中注意力）、你最喜歡用來按摩太陽穴的精油或香膏、用來記下你的想法一本筆記本、一尊佛像或象神（Ganesha）、一個假期帶回來的特殊紀念品、一塊水晶或石頭，甚至是一個薰衣草眼罩，當你在夜間冥想進入大休息時，可以放在眼睛上，讓薰衣草的香氣幫助你平靜入眠。此外，當你坐下來靜心，這個小空間可以將你帶到廣闊的綠色田野、河流和山脈，或者只是沉浸在其中的寧靜。

有一種稱為碎形的幾何形狀，只有在大自然界中才能看到。許多
科學研究顯示，當我們觀察碎形時，皮質醇值（壓力水平）會下降。
因此，在家裡養一盆植物可以幫助我們在忙碌的一天後放鬆身心。

穆諦（murti）的意義——雕像

　　如果我大約在早上 9:30 左右去找我的祖母，她通常會在
家中的小神廟裡，點燃自製的小蠟燭，口中念念有詞唱誦祈禱
文，眼睛通常是睜開凝視著美麗的神明。她告訴我，她如何將
心愛的穆諦（murti）雕像從蒙巴薩帶到烏干達，她在那裡結
婚，然後在 1972 年，印度人被驅逐烏干達後，又帶到倫敦。無
論到哪裡，她都帶著 Ma（意思是母親，Amba Ma 的縮寫）。

　　我的精神導師莫拉里‧巴普（Morari Bapu）説，這就像
一封來自親人的信，使一張普通的紙變成珍貴的紀念品，看到
穆諦就像是看到至尊，找到通往神之路的方式。這解釋了印度
的「pooja」（雕像崇拜）——雕像頸部掛著大量的花環，以及
「prasaad」（食物供品），這些食物首先供奉給神像，然後再
提供給寺廟的參拜者。

吃飯的時間

什麼時候進食和吃什麼一樣重要

晚餐的時間非常重要。在飽腹的情況睡覺不僅不舒服也不利於消化，因為此時我們的消化之火較弱，未消化的食物會產生毒素（請參閱第 38 頁）。當然，有時我們不得不晚一點吃飯，但最好盡量避免這種情況。

阿育吠陀建議大約在晚上 6 點左右進食，這對我來說很難，所以我通常在晚上 7 點半左右進食，然後大約在晚上 11 點上床睡覺。這比阿育吠陀的建議時間晚，但對我來說，在晚上 6 點前進食實在是太難了。重點是要了解對你和你的身體最有效的方法。幾年前，當我習慣熬夜寫作到凌晨 3 點時，我絕對沒有好好照顧身體！但現在我找到了折衷的方法，我認為這是一種平衡的做法，也抓到如何實現這種平衡的訣竅。大部分時間我盡可能做到，但有些日子可能會晚一點或需要趕工完成手邊的事務。當發生這種情況時，我會確保保持充足的水分和正確的飲食。

〰️ 用愛料理

萬物皆有能量。當你遇到一個人，離開時感覺充滿活力，就像剛剛打了一劑快樂針一樣，這就是那個人的正面能量影響力。如果你進入一棟建築，感覺有些不對勁，你可能說不上來哪裡有問題，但你想盡快離開，這是你的本能對負面能量的感應力。你可能不知道原因，或許這與建築物的歷史，過去在那裡發生的事情，或者現在住在那裡的人的能量正在影響你。我們每個人都會以不同的方式受到能量的影響，我們可能在生命中的不同時期意識到它們。

我們料理的方式以及料理時的想法也會滲透到我們的食物中。我們的思想是一種能量的脈衝，這種能量會轉移到食物中。這就是為什麼去別人家裡，受到主人愛和微笑的款待，會讓我們感到心滿意足，就好像受到熱情的擁抱。正是這種相互陪伴、歡笑、交流和享受美食，讓這頓飯變得難以忘懷。如同料理食物時的想法和愛會為食物增添更多的火花，就像你在嘗試之前不知究竟還缺少什麼成分。之前我們提過三種質性（gunas）（參見第 89 頁），也能為餐點提升悅性的能量，創造出能夠滋養你的靈魂和情緒的食物。同樣地，在壓力或憤怒時進食可能會使食物更難消化一樣，用愛和快樂的想法烹飪的食物會更容易消化，並刺激 **ojas**（生命能量）的產生（參見第 24 頁），這會讓人容光煥發並增強免疫力。因此，你在烹飪和進食時的心態都是我們吸收食物養分不可或缺的一部分。

〜 盡可能親自料理

今日外出用餐、購買現成餐點或外賣變得稀鬆平常，以至於做飯似乎變成了一項苦差事。然而，親自料理很重要，這樣我們才能知道其中的成分，並確保它是健康的且具有營養價值。為自己或所愛的人做一些美味的料理，然後一起享用也會帶給我們快樂和滿足感，這是追求幸福最棒的儀式之一。

〜 將正念應用於烹飪

烹飪時身在其中是一種完全令人振奮的體驗，聞到每種食材的香氣，感受隨著烹飪過程產生的變化。你可以放慢腳步好好欣賞每一個步驟，將注意力投入菜餚上，讓這份平靜轉化為食物的正能量，用愛料理。食物是能量，而我們的思維轉化成為這股能量，滲透到我們的料理、提供和享受的食物中。愛正是不可或缺的調味料，是提升飲食並豐富我們體驗的關鍵成分。

當我像是在施展魔法創造一道菜時，我會迫不及待想看到、聞到和品嘗最終的結果，這就是我的靜心冥想。就像對舞者來說，用愛跳舞就是冥想；對作家來說，充滿熱情和專注的寫作就是他的冥想；對我來說，烹飪也是如此。

根據時令飲食

我們吃什麼不僅要根據時令，還要了解什麼適合我們的身體。我們的身體與自然同步，我們來自大自然，因此我們要吃符合大自然母親為每個季節創造的食物。非時令的食物可能來自遠方，因此可能含有防腐劑和催熟劑，或者有蠟塗層使它們看起來很新鮮。研究顯示，新鮮食物放得越久，其中的營養成分流失就越多。

大自然每個季節都會為我們提供所需的食物。例如，西瓜是夏季水果，提供水分，而冬季水果和蔬菜，包括深綠色葉菜類富含維生素 C，是我們的身體在寒冷月份所需要的維生素 C。

根據阿育吠陀醫學，熟食比生食對我們身體更好，尤其是在晚上，特別是在冬天。相較於居住在炎熱氣候的人可能會偏向於生食，而那些生活在寒冷氣候的人則需要熟食與熱食來保暖。

營造氛圍

點燃蠟燭、調柔燈光、擺設餐桌、為晚餐營造氛圍，這些都有助於平靜心情和撫慰心靈。這種氛圍或許看起來很浪漫，最好留給特殊的場合。但適合的照明可以將任何晚餐，無論是與全家、一群朋友還是和伴侶共度，變成分享故事和加強凝聚力的時刻，這是一種滋養關係和身心的方式。兩者都是幸福的關鍵，光是蠟燭就可以將簡單的晚餐變成一場特別的活動。

如果你獨自用餐，擺好餐桌，或者只是播放一些音樂，點燃一支蠟燭，為晚餐營造氣氛。如果可以的話，花點時間細細品味，或者只是與食物同在，細嚼慢嚥品嘗食物的風味。這很像丹麥的「hygge」概念，是一種生活藝術，以欣賞和關懷的心態過生活。透過真正品味那些獨處的時刻，花時間享受一杯你最喜歡的茶，用鮮花裝點你的家，你會心生一種超越日常生活和影響他人的滿足感。

～ 減少浪費

大自然的一切都在循環中，在自然界中沒有浪費的概念，因為一切都是生命的循環。浪費是一個極新的概念，因此像阿育吠陀醫學這種古老的系統並沒有著墨這方面的問題。透過我們現在意識到自己的廢棄物對地球產生的影響，我們逐漸知道，所有人都必須成為有意識和關心地球的公民。

塑膠需要五百年到數千年的時間才能分解。上個世紀製造的每一件塑膠至今仍然存在於某處。這不僅對我們的地球、河流和海洋以及其中的所有生物造成影響，而且我們呼吸的空氣、飲用的水和食物都含有塑膠微粒。因此，塑膠會破壞環境並影響我們的健康。

當我們談到悅性的生活方式時，環境中的塑膠和其他汙染物大部分是我們無法控制的，因此，無論我們居住在哪裡，我們只能盡己所能維持悅性的生活方式。例如，鄉村的空氣會比城市更清新，但即使我們生活在城市中，保持良好飲食、充足的睡眠、步行上班、落實健

康的儀式和習慣也能確保我們過著幸福與悅性的生活。

此外，我們還有一些方法可以盡量減少自己的垃圾並傳達這個訊息。零浪費的概念是希望生活在一個沒有資源浪費的世界，因此一切都有其目的和用途，就像自然界一樣。

關於食物，以下有一些建議：

◆ 每週列出一份非常具體的雜貨清單，以確保幾乎沒有浪費。

◆ 使用毛巾和海綿擦拭和清潔表面，減少使用餐巾紙和濕紙巾。

◆ 利用食物殘渣，例如胡蘿蔔皮或枯黃的蔬菜，或是將不再需要的蔬菜部分來製作蔬菜高湯，這是一種既環保又實用的做法。將這些蔬菜殘渣與水和幾瓣大蒜一起熬煮幾個小時，就能製作出美味的蔬菜高湯。將高湯過濾後，可以將這些高湯裝在罐子裡，為接下來的一週做好準備（或者也可以將其冷凍保存）。以下是你使用這些蔬菜高湯的方式：

  ● 以高湯代替蔬菜湯塊或粉末。

  ● 用高湯煮藜麥、米飯、燴飯或任何穀物，而不是使用白開水，這樣既能提供額外的風味，又能提供額外的營養。

  ● 煮扁豆湯或其他湯品，而不是只用純水。

  ● 製作奶油義大利麵醬以取代牛奶。

◆ 以舊報紙取代包裝紙，如果你喜歡，你可以在其中一面塗上亮麗的色彩，然後綁上絲帶。

◆ 如果你還剩下很多薑和薑黃根，你可以切成小塊，放入裝有檸

檬汁和鹽的罐子裡。作為餐點的泡菜，這是我們家每天必吃的
食物。

◆ 如果像蘋果這種水果變得太軟，不那麼好吃了，這時你可以切
片，用一些椰子油或酥油和少量的水烹調，加一些肉桂或任何
你喜歡的香料，然後搭配麥片粥一起吃。

〜 餐前暫停片刻

在我曾就讀的一所學校裡，我們在進食前會先祈禱，感謝上帝賜
予我們即將享用的食物。直到現在，我才意識到那短暫停頓的重要性
和意義：**它提醒我們感激食物，讓我們把所有事物暫放一旁，專注於
眼前的食物，這也是一種提升心靈的方式**。祈禱或暫停片刻可以是任
何形式，也許是一個簡單的「謝謝」，或是一個深呼吸讓你回到當
下，或者花一些時間認知自己的憂慮，告訴自己稍後再處理，然後轉
換心境來享用食物。帶著恐懼、憂慮或憤怒，或任何負面情緒進食都
會影響消化。利用這個暫停的片刻觀察盤中的食物，欣賞它們的顏色
和香氣。這樣你才能將意識集中在眼前的餐點，聚焦於飲食的簡單樂
趣，並提醒自己專注於當下和咀嚼，這有助於緩解過度進食的慾望。
情緒往往是驅使我們暴飲暴食的原因，且這種暴飲暴食在許多時候是
無意識的行為。因此，透過用餐前的短暫停頓，你可以提醒自己放下
所有的煩憂和情緒，避免無意識地進食。

～ 試著用手進食

小時候，我常觀察祖父母用手吃米飯、扁豆糊和凝乳混合物，他們毫不費力將這些食物捏成小球。我會用手吃烤肉配咖哩，但只要是涉及米飯時，我的手就顯得很笨拙！直到我 10 幾歲和 20 多歲時，當我周遊印度時，我才逐漸「上手」，但我從未真正質疑或理解為什麼我們要用手吃飯。

現在我才知道，這其中有很多原因。首先，我們的手指代表自然界土、水、火、風和空間五大元素的延伸，因此，透過手指進食，食物被注入了這些元素的能量，也就是宇宙的能量。其次，我們的手指擁有數百萬的神經末梢，這些神經會向消化系統發送信號，促使其分泌消化液，進而促進消化的過程。

這與我們的鼻子功能類似，鼻子中的感官神經末梢會觸發唾液和消化液的分泌，這解釋了為什麼當聞到正在烹飪的食物香氣時，我們會流口水，而且突然會很想吃那個食物。最後，用手指觸摸食物可以讓我們感知其溫度。如果我們不先檢查一下，我們可能沒有意識到有些食物太燙使舌頭被燙傷。我們的手指自然可以提供我們這方面的信息。用手吃飯有時被認為不衛生，但實際上，只要我們洗淨雙手就很乾淨且衛生。

確實，有些菜餚和烹飪風格更適合用手直接吃，或者用手吃更為自然。然而，理解用手進食背後的原因很重要，這樣你才能接受這種方式，而不是避免它，比如吃墨西哥捲餅（burrito）或享受印度美食。

❧ 晚餐食譜 ❧

　　儘管我喜歡嘗試新食譜，並從食譜中獲得靈感，但我也有自己的基本食譜，一組我經常翻閱的實用的食譜，並可以不時進行編輯或添加。這些基本食譜有各種變化，以下是一些選擇和指導方針，你可以根據它們進行調整、擴充並從中獲得靈感。

❧ 不可或缺的印度香料

　　每個印度家庭都會有一個香料盒（masala dabba），這是一種圓形的不鏽鋼製成的容器，內部有分隔的圓形盒，用於存放各種香料。以下是一些基本的香料：

- 孜然籽
- 芥菜籽
- 薑黃粉
- 混合好的芫荽粉和孜然粉（小茴香）
- 葫蘆巴籽
- 紅辣椒粉
- 印度綜合香料（garam masala）──一種非常實用的綜合香料粉，你可以撒在任何食物上！

　　每一種都具有多種健康益處，從促進消化到降低膽固醇，並且可以用於任何菜餚中而不僅限於咖哩。我經常將芫荽粉和孜然粉添加到我的芫荽和腰果醬中（請參閱第 99 頁），或用一點孜然籽炒豆腐。

阿魏香料（Asafoetida）

　　在烹飪中添加少量這種濃烈而辛辣的粉末不僅可以增添風味，還能促進消化和緩解腹脹。當吃含有扁豆和豆類這類可能會引起脹氣的食物時，孜然籽、薑，尤其是阿魏等香料，都有助於緩解這種情況。阿魏很容易燒焦，所以在烹調過程中，加入阿魏最好的時間點在煮好後：例如，大蒜或洋蔥變成褐色，與芥末籽和小茴香籽一起煮熟後，最後再加入一小撮阿魏快速拌炒任何蔬菜、豆類或扁豆即可。

印度酥油（Ghee）

　　印度酥油是一種澄清的奶油，根據阿育吠陀的建議，因為它可以強化消化之火，並適合所有的體質。在阿育吠陀烹飪中，印度酥油可用於炒菜，以及所有的烹飪和烘焙（但不是油炸）。素食者可以使用椰子油取代。

扁豆燉飯配大蒜、豌豆和菠菜

2 人份

　　這是最簡單的阿育吠陀療法食譜，一年四季都可以製作，據說它可以平衡體質，對鎮定和淨化消化系統非常有效。Kichri 是一種綜合米和綠豆或米和綠豆仁（比例大約各半）製成的簡單燉飯。將食材洗淨後混合，在鍋中煮大約 45 分鐘。這是一種即營養又溫暖的食物，也是我家每週必吃一次的主食之一，通常是在週日晚上，或者是度假、旅行回家時吃。它經常用來給嬰兒、兒童及老年人和病人養生，也適用於所有年齡層！你可以什麼都不加，只搭配一勺印度酥油或優格食用，也可以加入蔬菜一起煮，或者搭配蔬菜或咖哩一起食用。在這份食譜中，我加入一些簡單的綠色蔬菜，以洋蔥和大蒜調味。

　　我建議將綠豆和米以 1:1 的比例混合好裝入大罐子，這樣就不必每次都要混合。在烹調過程中添加少許阿魏（asafoetida）有助於減少因綠豆引起的腹脹問題。

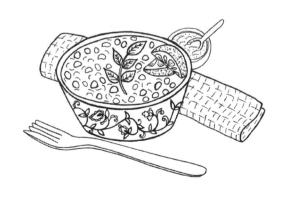

150 公克混合 kichri 或 75 公克印度香米和
　　75 公克綠豆

1 湯匙印度酥油或椰子油

½ 茶匙孜然籽

½ 茶匙芥菜籽

少許葫蘆巴籽，自選

1 顆紅洋蔥，切成薄片

1 或 2 瓣大蒜，切碎或磨碎

1 小撮阿魏

¼ 茶匙薑黃粉

5 湯匙豌豆

1 包菠菜（大約 120 公克）

1½ ～ 2 茶匙鹽

750 毫升水

上桌前（自選）

新鮮芫荽葉

優格

① 用冷水沖洗 kichri 混合物幾次，以去除表面澱粉。在中型平底鍋中，以小火加熱印度酥油或椰子油，然後加入孜然籽、芥末籽和胡蘆巴籽。當芥末籽開始爆裂（大約 1 分鐘後），加入洋蔥和大蒜，煮至呈淺褐色，大約 2 分鐘。然後加入阿魏和薑黃粉後，立即加入豌豆、菠菜和 ½ 茶匙鹽拌炒，以中火加熱幾分鐘，再加入 kichri 混合物，倒入水和 1 茶匙鹽。蓋上鍋蓋，以中低火燜煮 kichri 大約 45 分鐘，直到所有水分被吸收且 kichri 煮熟。

② 一旦煮熟後，快速攪拌一下，並根據需要添加鹽調味，如果你喜歡，你可以用芫荽裝飾，並搭配優格一起食用或單獨食用。你也可以搭配烤薄餅一起吃。

迷你地瓜甜菜根煎餅

2 人份

這份食譜非常適合當早餐或晚餐，做法非常簡單，並且可以融入色彩豐富的根莖蔬菜，讓人充滿飽足感。你可以在晚餐時與朋友一起享用，搭配一兩種酸辣醬、一些優格，也許再搭配一些烤香草花椰菜和任何其他你喜歡的蔬菜。

1 根小地瓜（大約 100 公克），磨碎

50 公克甜菜根，磨碎

2 湯匙在來米粉

2 湯匙鷹嘴豆粉

1 湯匙椰子油

1 茶匙孜然籽

1 顆紅洋蔥，切碎

2 瓣大蒜，磨碎或切碎

4 湯匙水

鹽少許，調味用

自選裝飾

青蔥片

酪梨泥或酪梨切片

新鮮芫荽葉

辣味優格

芫荽酸辣醬

香醋糖漿

　　將磨碎的地瓜和甜菜根加入在來米粉和鷹嘴豆粉中混合。將一半的椰子油放入平底鍋中，以小火融化後，加入孜然籽。一旦孜然籽稍微呈褐色後，約莫 1 分鐘加入洋蔥拌炒，然後加入大蒜。煮幾分鐘，直到略呈淺褐色後，加入蔬菜麵糊，將混合物壓平成一個煎餅。讓煎餅煎大約 5 分鐘，稍微翻起一角檢查背面是否呈褐色，然後翻面。將剩餘的椰子油倒到煎餅邊緣，再煎大約 5 分鐘，兩面都煎至金黃色。選擇你喜歡的任何裝飾，你也可以搭配一些微辣優格或芫荽酸辣醬。如果你喜歡，你可以淋上一些香醋糖漿增添風味。

葫蘆豆腐咖哩

2 人份

我在這本書中沒有放很多咖哩食譜，但這是近期的創作，而且由於葫蘆是一種很好的鹼性蔬菜，你可以每週做一次，搭配米飯、藜麥或印度烤餅一起吃。如果沒有葫蘆，也可以用櫛瓜代替。

1 茶匙印度酥油或椰子油

½ 茶匙孜然籽

1～2 瓣大蒜，切碎或磨碎

½ 茶匙薑黃粉

½ 顆葫蘆，去皮、去籽，切成 2.5 公分塊狀，約 300 公克

200 公克豆腐，切成方塊狀

½ 茶匙鹽

1 顆蕃茄，切碎

在中型平底鍋中，以中小火加熱融化酥油或油，加入孜然籽爆香，大約 1 分鐘後，當孜然籽呈淺褐色，加入大蒜。隨後加入薑黃粉，然後加入葫蘆、豆腐和鹽拌炒均勻，煮幾分鐘，然後倒入半杯水攪拌均勻，在起鍋前加入蕃茄即可。

家常燉蔬菜

2～4 人份

　　這是一道美味的一鍋晚餐，你可以利用冰箱裡所有的剩菜來製作。任何剩餘的食物都非常適合隔天的午餐，甚至是隔天之後。搭配一勺優格、幾片哈羅米起司，或者一顆蛋都可以，取決於你的喜好。當然，如果你喜歡，也可以加一些新鮮辣椒或多一點大蒜，使其更美味。這是一個可以讓你不時變化的基礎食譜。

200 公克地瓜，切成方塊狀或切片

2～3 茶匙椰子油或任何油

1 茶匙孜然籽

1 顆紅洋蔥，切片或切碎

1～2 瓣大蒜，切碎

1 顆蕃茄，切碎或切片

½ 顆紅辣椒，去籽切片

½ 根櫛瓜，切成圓片

1½～2 茶匙鹽

80 公克糙米，煮熟

1 罐 400 公克黑豆或腰豆罐頭

1 茶匙紅甜椒粉（paprika）

½ 茶匙芫荽粉

1 湯匙優格

2～3 湯匙羅望子和椰棗酸辣醬

1 把芫荽葉

上桌前（自選）

優格

羅望子和棗酸辣醬

烤哈羅米（halloumi）起司片

煎蛋、水煮蛋或荷包蛋

先將地瓜煮大約 10 分鐘，直到稍微變軟，然後瀝乾水分靜置一旁。在大平底鍋中用中小火熱油，加入孜然籽爆香。幾分鐘後，當孜然籽略呈褐色，加入洋蔥、大蒜、蕃茄、紅椒、櫛瓜和 ½ 茶匙鹽拌炒均勻，讓蔬菜煮大約 10 分鐘，然後加入煮熟的糙米、黑豆（可以濾掉豆子中的水，或是加入一些）、紅甜椒粉、芫荽粉、剩下的鹽、優格、羅望子和椰棗酸辣醬，攪拌均勻後嘗看看鹽和香料的味道是否足夠。用芫荽葉裝飾，搭配更多的優格、羅望子和椰棗酸辣醬、哈羅米起司片或雞蛋——無論你選擇哪一種。

薑味扁豆泥菠菜

2 人份

在寒冷的日子裡，沒有什麼比來一碗扁豆湯更讓人感到溫暖幸福了。這款扁豆湯非常簡單，濃醇美味，只用薑、薑黃和孜然，最後拌入一把菠菜。它類似於你在印度餐廳吃到的黃色豆泥糊（tadka dal），但風味較清淡。我只用薑來調味，沒有加入大蒜和辣椒。你也可以選擇加入一點椰奶使其更濃郁，但就算是原味也非常完美。

150 公克印度綠豆仁（moong dal）／黃扁豆

1 茶匙油（任何類型）

1 茶匙孜然籽

¼ 茶匙薑黃粉

1 吋的新鮮生薑，磨碎

1 公升水

½ 茶匙鹽，適量

一大把菠菜葉

一小塊生薑，切成薄片

2 湯匙椰奶，自選

上桌前（自選）

熟米飯

優格

芫荽葉和腰果酸辣醬

　　將扁豆放在冷水下沖洗幾次，去除多餘的澱粉。在平底鍋中以中小火熱油，煮孜然籽爆香大約 1 分鐘後，直到呈深褐色。加入薑黃粉和薑末後，立即倒入水並加入黃扁豆。以中小火煮 30 分鐘，定期攪拌一下，直到扁豆變軟並煮熟後，加入菠菜葉、薑片和適量的鹽調味。如果使用椰奶，請在扁豆煮熟且水分被吸收後加入。如果你喜歡，可以搭配米飯和優格或芫荽和腰果酸辣醬一起食用。

❧ 溫暖人心的飲品和甜食 ❧

暖心印度香料奶茶

奶茶在印度是不可分割的一部分。如果你是印度人，通常早上醒來喝的第一杯飲料就是奶茶（Chai），午後小睡後再來一杯奶茶，奶茶讓你充滿活力和能量。在我的咖啡館 **Chai by Mira** 裡，我有提供自己調配的香料奶茶，其中包含七種香料。此外，在印度不同的地區製作奶茶的方式也不同，從用大量的生薑末來沖泡，到簡單碾碎的小豆蔻莢，或像我一樣使用綜合香料的方式通通都有。然而，主要的香料都是薑和小豆蔻，所以你可以先從這兩種開始嘗試。以下是一些在家裡製作印度奶茶的簡單方法。

傳統的印度做法是，以中低溫煮大約 5 至 10 分鐘，然後過濾倒入杯中：

1 杯自選的任何奶類飲品

1 包英式早餐茶包

¼ ～ ½ 茶匙薑粉或 1 公分長生薑，磨碎

¼ 茶匙小豆蔻粉（自選）

直接在杯子裡沖泡奶茶（chat）：

● 將茶包放入杯中 。

● 加入 ¼ 茶匙薑粉，如果你喜歡還可以加一些糖。

● 慢慢倒入一些沸水，一邊倒一邊攪拌均勻。

● 倒入任何你喜歡的奶類（我選擇杏仁奶或燕麥奶），同樣地，
　一邊倒一邊攪拌均勻。

● 盡情享受吧！

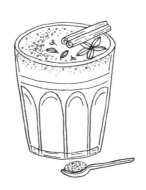

薑黃拿鐵

薑黃此刻正火紅，理由非常充分！金色超級香料具有抗發炎和抗氧化的功效，適用於預防感冒到治癒受傷或疾病等各種問題。現在你可以在咖啡館和餐廳買到薑黃拿鐵或黃金牛奶，但在家中自製非常簡單，只需添加一些額外的香料即可提升功效。例如，薑可以增強這種飲料的抗發炎作用，因為這兩種香料都有助於緩解體內發炎，且一年四季任何時間都可以飲用。

將以下食材一起煮大約 10 分鐘，然後倒入玻璃杯中即可使用：

1 杯自選的任何奶類飲品

½ 茶匙薑黃粉

¼ 茶匙薑粉

¼ 茶匙肉桂粉，自選

一小撮黑胡椒粉，自選

甜小米粥

1 杯或 2 杯

　　傳統上，這款美味、舒緩、奶香濃郁的熱飲是為了滋養母親在分娩後增強肌肉和骨骼，促進更多的母乳產生。但事實上，這是一種美妙的冬季暖身飲品，特別是當你感冒時，在寒冷和黑暗的日子裡這些治癒特性正是我們所需要。此外，由於它有助於肌肉和力量的恢復，如果你進行重訓和舉重，這可能正是你的身體需要的東西。如果你能量不足或有壅塞感，這也是一個不錯的選擇。小米富含纖維，易於消化，並且含有豐富的鈣和鐵，因此對於可能缺乏這些礦物質的素食者非常有益。

3 茶匙印度酥油或椰子油　　　　2 湯匙印度粗糖（jaggery）*

½ 茶匙印度藏茴香　　　　　　　½ 茶匙薑末粉

2 湯匙印度小米粉　　　　　　　¼ 茶匙薑黃粉

600 毫升水

　　在小鍋中將印度酥油或椰子油融化，加入印度藏茴香籽爆香，直到它們顏色呈褐色（大約 1 分鐘），然後加入印度小米粉攪拌。以中小火繼續攪拌幾分鐘，直到印度小米粉煮熟（大約 4 至 5 分鐘）。在另一個小鍋中加熱水，加入粗糖攪拌使其溶解。將薑粉和薑黃放入小

米混合物中攪拌，然後倒入糖水。倒的時候要非常小心，因為可能會濺出來。持續大力攪拌，直到混合物變濃稠猶如濃湯口感，如果你喜歡，你可以加水稀釋濃稠度。

自選

如果你喜歡，你可以加一些椰奶，也可以在加入水和黑糖混合液後加入幾湯匙燕麥，將其變成燕麥粥。

＊ Jaggery gur 是一種天然未精製的印度蔗糖，呈棕色小塊岩石狀。或是也可以使用椰子糖或是蜂蜜。

果肉燕麥鬆餅

10 份小鬆餅

我的祖父母每天早上都喝新鮮果汁，通常是胡蘿蔔、薑、蘋果和甜菜的混合。有天早上，我和他們一起喝果汁。在清理時，我們決定使用果渣，而不是將它們丟掉。我用一點果渣做了一小批燕麥鬆餅，成品非常美味！我在上面加了一些純素杏仁奶油起司，然後開始在我的咖啡館銷售。它們現在已經成為一道固定的美味點心，這是充分利用果渣的好方法，達到零浪費，而且果渣富含纖維，有助於消化。

100 公克燕麥

50 公克腰果

50 公克椰子糖、印度粗糖或紅糖

300 毫升水加 1 湯匙奇亞籽浸泡 10 分
　　鐘

¼ 茶匙小蘇打粉

¼ 茶匙泡打粉

5 湯匙果汁加果肉

1 茶匙五香粉或肉桂粉

撒上少許紅糖、肉桂粉和杏仁薄片，
　　自選

自選醬汁

杏仁奶油起司與少許蜂蜜混合

撒上乾玫瑰花瓣

① 將烤箱預熱至 190℃（375℉／瓦斯爐標記 5），然後將所有食材，除了紅糖、肉桂和杏仁薄片（如果有）之外混合在一起，並用高速攪拌機混合。如果需要可以再加一點水。將一大匙麵糊倒入 10 杯紙杯蛋糕模具或 5 杯鬆餅模具中，每個模具大約四分之三滿。如果喜歡，可以在上面撒一點紅糖、肉桂和杏仁片，然後放入烤箱烤大約 35 ～ 40 分鐘。用叉子刺穿如果不沾黏表示鬆餅已經烤好。將烤好的鬆餅從烤箱取出靜置冷卻，可以在冰箱中保存 4 ～ 5 天。

② 如果你喜歡，你可以在上面加上杏仁奶油起司和撒上少許乾燥玫瑰花瓣。

按摩和另類療法

　　我有很多堂弟堂妹，我腦海中依稀清晰記得奶奶在他們還是嬰兒時幫他們按摩的畫面。實際上，這符合阿育吠陀的原則，因此在許多印度家庭中，每日幫嬰兒按摩已經成為一種根深蒂固的習慣。但對一些人來說，嬰兒按摩好像是最近的新發現，實際上這是一種非常實用的重新發現。例如，如果嬰兒因生產過程而頭部有輕微碰撞或鼻子稍微變形，印度的母親和祖母會用油按摩，每天很慢很輕柔、日復一日、逐漸在數週內將它們塑造成正常的形狀。觸摸、刺激、按摩和滋養皮膚在整個生命過程中都很重要。對於嬰兒來說，已經有研究指出，定期撫摸可以增強免疫力。當然，在進行嬰兒按摩時，你需要格外小心且非常輕柔。

　　按摩可不是我們認為的「放縱」或者「奢侈」的行為，而是一種療癒的形式，可以緩解疼痛、消除疲勞，並刺激身體與生俱來的治癒力。許多文明都有悠久的按摩傳統。最早記載的按摩療法起源於公元前 1500 年的印度，儘管有人認為這種療法可能可以追溯到公元前 3000 年或更早。「觸摸治療」的藝術是阿育吠陀醫療非常重要的部分，正如所有古老的治療系統，它與飲食和瑜伽一樣，都能輔助任何的治療計畫。

　　按摩有助於血液循環，緩解肌肉緊繃，特別是在冬季，並有助於

減壓。我們肌肉中的乳酸積聚可能會導致抽筋、疲勞和結節，而按摩會促進更多的血液流入肌肉，從而提供更多的氧氣，透過將乳酸轉化為二氧化碳和水以排除乳酸。按摩油也能滋養肌膚。按摩療法或許看似昂貴，但你可以選擇在當地尋找泰式或中式按摩，並嘗試幾位不同的治療師，直到找到你最喜歡的治療師，而不是去飯店水療中心。久而久之，你會了解身體的需要，例如，我總是需要更強的按摩力道，而這種力道其他人可能無法承受。

然而，阿育吠陀按摩與深層組織按摩或泰式按摩大不相同。我建議將阿育吠陀按摩作為整體療法的一部分，而不是單次的體驗。我意識到在印度許多阿育吠陀度假村體驗過按摩後，其中所使用的按摩油、反覆有力的按壓而不是單純解開緊繃的結節，以及整天配合不同手技的組合，再搭配日常飲食、果汁、用餐時間，當然還有放鬆的環境等，這些因素的共同作用進而達到一種整體療癒的效果。大多數阿育吠陀按摩的主要目的是讓這些藥用油脂可以被身體吸收，然後在陽光下休息或睡覺，讓油慢慢滲入體內並發揮作用。

一次阿育吠陀治療可能會讓你放鬆，但可能不會帶來改變，甚至可能不會為你帶來泰式或瑞典深層組織按摩那種輕鬆感。定期進行阿育吠陀按摩作為整體療程的一部分非常重要，並且要搭配療癒性的熟食如扁豆燉飯（kichri）。

最好的治療師能夠進行全身的重新調整，而不只是按摩肌肉結節，我稱之為直覺身體療法。每位治療師都有不同的方法，你必須找到適合自己的方式。如果可以，偶爾找一位真正進行身體療法的人，

重新調整身體並解決任何疼痛或不適的根本原因。我喜歡有力道的治療師進行深層組織按摩，這可以幫助我重新平衡和調整身體。跟隨你的直覺，看看什麼對你有效。按摩是瑜伽、運動、休息和良好飲食的完美輔助。這種療法可能很貴，但我建議將其視為對自己健康和長壽的投資。透過諸如坐著時不交叉雙腿、背背包而不是單肩背手提包等習慣，可以幫助你保持平衡，從而使身體不易失衡。

～ 嘗試自我按摩

無論是整天坐在辦公桌前、手提沉重的包包或開車，我們的頸部和背部可能會變得很僵硬，承受著壓力和緊繃。這種感覺可能出現在上背部、肩膀、頸部，或者只是下背部的一側。瑜伽、皮拉提斯、隨時提醒自己坐姿和每天伸展運動都有很大的幫助，但你也可以將每天按摩納入你的日常生活中，即使每次只有 5 分鐘。

首先輕輕將頸部從一側移動到另一側，然後以打圈的方式轉動頸部，再用手指按摩頸部後方，也可以在移動頸部的同時進行按摩，聆聽你的身體，以身體覺得舒服的方式進行。接下來，向後滾動肩膀，如果可以的話，將雙手在背後緊握並向後伸展，最好是站著，但也可以坐著伸展。然後，用手指和拇指按摩腰部兩側、骨盆和臀部周圍，任何身體感覺緊繃的部位都可以按摩。

按摩滾輪對於自我按摩非常有幫助。你可以在全身使用，特別是那些緊繃的部位，例如大腿，或是那些你可能無法自己按摩的部位。

⤜ 為自己進行臉部按摩

我們常常在焦慮、害怕或壓力大時緊咬牙關，所以我們的下巴往往非常緊繃。有時，我們身體的錯位可能從下巴開始。輕輕按摩下巴可以釋放這種緊繃感。每天按摩可能不切實際，因此我建議每週進行兩到三次。我會使用溫和的阿育吠陀臉部按摩油，但椰子油、杏仁油或其他油也可以。只需用少量的油按摩，然後用熱毛巾擦拭臉。將手指放在額頭上，用拇指輕輕按摩下巴，從耳朵旁邊的下巴頂部開始，然後向下移動到下巴。你也可以使用指關節來按摩，從耳朵到下巴來回按摩整個下巴。

然後輕輕按摩眼睛周圍，用食指和拇指輕捏眉毛，從內側移動到外側，擠壓眉毛的每個部分。在每個區域施加適當的壓力。將此作為每天晚上的習慣，同時伸展背部、轉動肩膀和頸部，在入睡前進行伸展運動和放鬆臉部。如果你有痤瘡，請務必要非常輕柔，因為按摩可能會帶來疼痛感。但如果你擔心觸摸臉部可能會引起細菌感染，那你就先避開臉部按摩。

在阿育吠陀醫學中，臉部有一些能量穴位（marma），對應於身體的不同部位及其功能（見下文）。雖然腳和手上的穴位可以更有效解決問題和緩解身體的某些問題（反射療法），但養成按摩臉部穴位的習慣可以成為日常生活中的一種放鬆和恢復活力的方法。以下是一些穴位介紹：

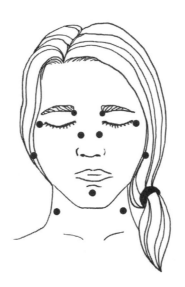

- **Hanu** 位於下巴中央,能夠助於促進臉部血液循環,並與內在情感連結。
- **Gandu** 位於鼻子兩側的中間位置,可以疏通鼻竇與明目。
- **Apanga** 位於眼睛外角,以遠離眼睛的方向按壓,有助於緩解眼睛疲勞。
- **Ashru Madhya** 位於眉毛內緣下方,眼窩內角。輕輕地從眼睛向頭頂方向按壓,有助於緩解眼睛疲勞和頭痛。
- **Mantha Marma** 位於頸部側面,耳垂下方約4個手指的寬度,有助於促進血液循環和啟動淋巴系統。

- **Karnamula Marma** 位於耳垂後方，耳朵與下顎交界處，有助
  於緩解耳朵充血、下顎緊張和焦慮。

若要進一步了解如何自行按摩身體和臉部，以及哪些穴位最有
效，請閱讀普拉蒂瑪・瑞丘爾（Pratima Raichur）的 Absolute Beauty。

足底反射療法

足底反射療法是一種使用特定拇指、手指和手部技術與壓力的專
業按摩療法。雖然也可以在手和臉部進行，但最常見於腳底。我們的
腳是身體的微型系統，手和臉也是。透過對不同的穴位施加壓力，可
以對應到身體不同的部位。敏感度較高的區域通常表示身體較脆弱的
部位，或者可能存在問題或阻塞的部位。我記得當我開始接受足底反
射療法時，在第一次療程後，我釋放了不少情緒，大哭一場。經過幾
次療程後，不僅調整了我的經期，同時也緩解了我的消化問題。對我
的一位好朋友來說，足底反射療法平衡了她的甲狀腺功能。對每個人
來說，效果和結果都會完全不同。即使你沒有特定的問題，它也可以
幫助你放鬆，增強身體的某些功能，並發現可能存在的任何潛在問
題，就像任何另類療法一樣。

～ 能量穴位療法

Marma 來自梵文單詞 mru，意思是「殺戮」。多年前，戰士們了解這些穴位以便殺死敵人，但這些知識也被醫師用來治療傷者。能量穴位按摩的重點是調整生命能量（prana），而在身體層面上則是緩解肌肉僵硬和促進血液循環。據說身體上有 107 個能量穴位，而心智是第 108 個。在這些穴位上按摩稱為能量穴位療法，可以消除阻塞，打開體內的能量通道。

我第一次在喀拉拉邦的阿育吠陀度假村接受能量穴位療法，在整個過程中我感受到明顯的放鬆。這種療法很強烈也很痛，但那是一種好轉的痛。之後我有一種完全輕盈的感覺；一種全新的自由和靈活感。你要謹慎選擇能量穴位治療師，因為能量穴位合格的治療師並不多，你需要找一位經驗豐富熟練的治療師。請參閱第 231 頁上關於我的資源的部分。

～ 直覺身體療法

當你找到一位技術高超的身體治療師，透過他們重新調整你的身體所達到的療效可能會改變你的生活。當然，如果你身體確實感到不適，或許就不是僅靠調整就能解決了——為了獲得最佳療效，你需要使用不同的療法，如熱療、中草藥和能量穴位療法，以便找到根本的原因。就像阿育吠陀、足底反射療法和針灸一樣，這些必須配合改變

生活方式、自我教育和實際應用一起進行。我的治療師以中醫為基礎，但她會以直覺和智慧對身體進行治療，同時教導我，並講解炎症的成因，以及為何要努力消除這種炎症的重要性（通常是由於攝取太多的糖而引發的身體反應）。

～ 針灸

這種療法源於古老的中國醫學系統，涉及在身體特定穴位用細針穿透皮膚。這些穴位類似於阿育吠陀中的氣脈（nadis）和氣脈輪（nadichakras），生命能量（prana）在這些經脈中流動。在中醫中，身體有超過 2,000 個針灸穴位，這些穴位通過稱為經絡的生物能量路徑相連，氣（chi）就通過這些經絡流動。這種氣（chi）就像是生命能量（prana）流經全身；氣脈或經絡堵塞，生命能量（prana）或氣（chi）就無法自由流動，進而導致身體失衡和疾病。

透過針灸，針對特定通道進行調理和疏通，氣（chi）就能更順暢地流動。因此，針灸的目的是引起氣，並將其引導至能量受阻的特定區域，在深層引發體內的改變。針灸可用於治療焦慮、壓力、舒緩疼痛和生育等許多問題，但值得注意的是，即使你沒有特定問題，像針灸這種輔助療法也能在身心上帶來平衡。傳統上，針灸會在針上加熱，但現在大多數的針灸師不再於針上加熱。當然，如果你正在接受針灸治療，你要事前先做好功課，並將其作為整體療法的一部分。你可以每天在熱水加一點薑粉以啟動體內的能量。

～ 其他

　　還有許多其他療法，從指壓（日式）和拔罐（中式）到刮痧（中式）和頭薦骨療法（整骨療法的分支），以及能量療法，如般尼克（pranic）療法和靈氣療法。你可以做一些研究，從某一種療法開始，或許先嘗試看看，然後找到適合自己的方法，多聽一些建議，相信自己的直覺。

❦ 夜間瑜伽 ❧

陰瑜伽或修復瑜伽（使用更多輔助工具）主要由長時間保持被動式的地板姿勢，旨在平靜心靈和伸展身體，非常適合晚上練習。在經過一天坐在辦公桌或開會後，這些伸展運動將有助於緩解緊張和緊繃感，整體讓身體感到放鬆。

以下是一些我最喜愛的夜間瑜伽姿勢，有助於深層的伸展，每個動作都能讓人感受愉悅。每次進行這些動作時，可以多停留幾秒鐘，以便獲得更深層的釋放，完全深入結締組織。你可以播放輕柔的音樂，這樣你就會更有意願保持這些姿勢，而不是匆忙地完成。多一點時間停留在這些體式上，感覺「融入」其中，這將有助於提升你的身心靈。

這些伸展動作以不同的方式打開身體，因此我將它們分為敞開心胸、扭轉脊椎和打開髖部的體式。在進行這些動作時，深呼吸，保持呼吸的節奏，想像每次呼氣時，壓力、緊張和擔憂也隨之釋放。

敞開心胸

當我們在生活中經歷身體或情緒上的痛苦，包含兩者時，我們會試圖找到保護自己的方法。從身體上來說，像是變成駝背以保護心臟，進而減少流向心輪的能量。這些是很棒的後彎體式，可以打開你的肩膀，讓更多的能量流向心臟，從而疏通這個重要的能量中心。

〜 Salamba setu bandha sarvangasana（支撐橋式）

我很喜歡這個體式，我可以維持這個姿勢很久！這個姿勢不僅可以放鬆背部，同時也能溫和打開心胸。躺在地板上，彎曲雙膝，雙腳平放在地上。慢慢抬起臀部，只有頭部和腳觸及地板。在你的脊椎最底部的背部下方縱向或直立放一個瑜伽磚，避免放在腰椎處。你可能需要踮起腳尖才能將瑜伽塊放在背部下方。然後以這個姿勢休息幾分鐘或盡可能拉長時間。

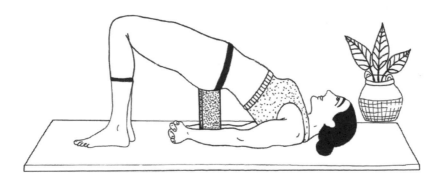

⌇ Ustrasana（駱駝式）

駱駝式是所有開胸體式之母，它可以打開整個身體前側，挑戰核心力量，並提升脊椎、髖部和肩部的靈活性。不過，這個姿勢涉及深度的背部後彎，因此最好先做幾次拜日式（請參閱第 44 頁）。先從高跪姿勢開始，膝蓋與髖同寬，小腿和腳趾平壓在地板上。雙手放在下背部，指尖朝下。身體慢慢向後傾斜，盡量往後彎。如果你的身體很靈活，你可以抓住腳跟或腳踝。在這裡深呼吸三次。回來時，如果雙手放在腳跟或腳踝上，先將雙手放在下背部，然後再慢慢向上回到起始位置。進行這個姿勢三次。

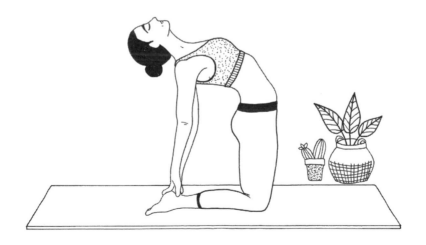

～ Bhujangasana（人面獅身像和眼鏡蛇姿勢）

　　從人面獅身像開始，然後進入眼鏡蛇式，因為後者是一個更深的背部後彎。俯臥，手肘於肩膀下方，前臂平行平放在地板上，就像人面獅身像一樣。吸氣，吐氣，隨著吐氣時，慢慢地將上半身往上抬離開地板。保持這個姿勢深呼吸，如果需要更深的伸展，可以再向上移動。要進入眼鏡蛇式時，請將重量從前臂轉移到雙手，用手掌輕輕推向地板。

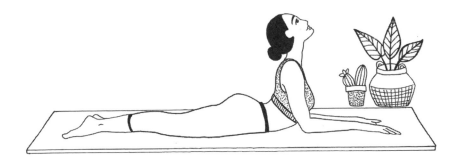

脊椎扭轉

扭轉環繞脊椎的軀幹可以壓縮和按摩消化器官。這有助於刺激消化和新陳代謝，並幫助器官排出毒素。扭轉也可以鎮定神經系統，使心靈平靜。保持這些姿勢幾分鐘，然後進行長而深的呼吸，每次呼氣時再進一步伸展。

～ Parivrtta sukhasana（盤腿扭轉姿勢）

以簡單的盤腿姿勢坐正，將右手放在身後的地板上。將左手放在右膝外側，向右扭轉，目光凝視右肩。吸氣伸展脊椎，呼氣再進行更深地扭轉。停留幾分鐘，然後在另一側重複這個動作。

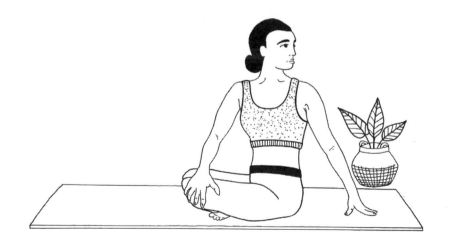

～ Supta matsyendrasana（斜臥脊椎扭轉）

這是我最喜歡的瑜伽課程完結的姿勢之一。仰臥，彎曲膝蓋，將雙膝向左側放下。沿著地板伸展雙臂，凝視右肩。伸直左腿，用左手按住右膝，使其緊貼地板加深伸展。如果右膝沒有觸及地面，你可以在右膝下放一個枕頭或折疊的毯子。停留幾分鐘或更長的時間，然後在另一側做同樣的動作。

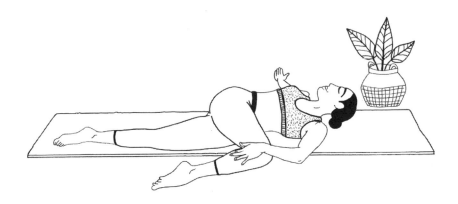

Ardha matsyendrasana（坐姿脊椎扭轉）

　　坐直並彎曲雙膝，雙腳平放在地板上。將右腿穿到仍彎曲的左腿下方，使右腳盡可能靠近左臀部。將左手放在身後的地板上以獲得支撐。舉起右臂，深呼吸，當你呼氣時，將身體向左扭轉，目光凝視左肩。將右手放在左膝蓋上，或將右手肘放在左膝蓋上，以進行更深的扭轉。停留幾分鐘或更長的時間，然後在另一側做相同的動作。

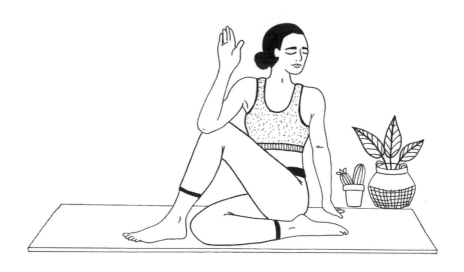

開髖

我們在髖部累積了許多負面情緒，因此打開髖部並深度伸展它們可以讓我們釋放這些負面情緒。一開始可能會不舒服，但很快就會感覺到一種很爽快的疼痛。當我做這些姿勢時，感覺就好像我的身體正在歎息與釋放。

⌒ Balasana（嬰兒式）

這是一種很簡單且平靜的體式，可以伸展脊椎並放鬆髖部。雙腳與肩同寬呈現四足跪姿的動作，緩緩將臀部往後跪坐在腳跟上，膝蓋分開與髖同寬，前額壓向地板，手臂伸到身體前方或放在身體兩側。若要加深伸展，可以請人輕輕按壓你的背部——從上到下會有一種愉悅的感覺。

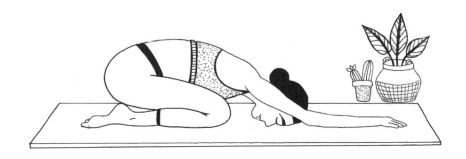

⊱ Malasana（深蹲）

　　這對於便秘非常有效，無論是生理上是情緒上的因素！雙腳與肩同寬站立，吸氣，雙手合十。然後，保持背部挺直和雙腳完全著地（如有需要，可以將雙腳再放寬一點），在呼氣時慢慢彎曲膝蓋，蹲下身體。在底部停留幾分鐘或更長的時間。

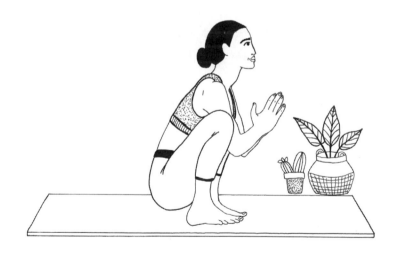

∽ Eka pada rajakapotasana（鴿式）

　　從下犬式開始，抬起你的左腿，將膝蓋靠近左手腕。將膝蓋放在地板上，將左腳移向右手腕。將整個身體壓低，然後抬起胸部，俯身將上半身壓在前腿（左）腿上。

　　你的前腿小腿盡可能與身體成直角（稍微傾斜也可以）。你可以在前腿下方墊一條毯子以增加舒適度，或者如果臀部較高且傾斜，你可以在臀部下方放一個枕頭或瑜伽磚。在這個姿勢停留幾分鐘，深呼吸，然後換另一側做相同的動作。

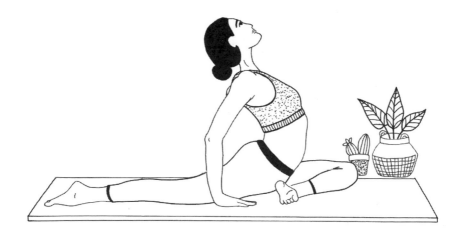

準備入睡

為何睡眠很重要

當我們睡覺時，我們的細胞會再生，我們的肌肉會修復一整天所承受的損傷，我們的免疫系統也會進行補充。生命從我們上一次入睡以後又多了一次的演變。這種晝夜、光明和黑暗的循環被稱為生理節奏，對我們的健康和福祉非常重要。然而，在這個 24 小時的世界，生理節奏已經失衡，我們忘記了生活中不可少的黑暗。夜晚是褪黑激素（我們的睡眠激素）生成的時刻，並隨著強光大幅減少。多年前，當我們的祖先在黑暗中入睡，並隨著太陽升起而醒來時，生活有一種自然的節奏，他們與自然融為一體。如今，我們的生活方式嚴重失衡，只能不斷攝取咖啡因和酒精等興奮劑，這時我們才意識到晝夜節律的重要性。

睡眠的時間

對阿育吠陀而言，睡眠和飲食一樣重要。最佳睡眠時間是晚上 10 點到早上 6 點。這段時間最能有效恢復活力，我們的生理節奏也是遵循著大自然的節奏，因此在理想的情況下，我們應該在天黑時睡

覺，日出時醒來。當然，季節變化會影響這些時間，但晚上 10 點也是睡眠最佳的時間點，因為這個時間，體內的水能（kapha）元素旺盛，讓人容易入睡。

放鬆身心

我們生活在一個快節奏的世界，許多人在白天感到精疲力盡，但晚上卻無法入睡，思緒、待辦事項清單和擔憂在腦海中不斷盤旋。我天生就是個夜貓子，晚上通常精力充沛有用不完的能量。滿腦子充滿紛亂的思緒在精神抖擻時更難入睡。這也是為何現在強調放鬆、放下手機、遠離社群媒體的原因。這不僅對心理健康很重要，對身體的功能和整體的健康也很重要，讓我們可以靜下來，活化副交感神經系統，使我們進入「休息和消化」的模式（與「戰和逃」相反）。活化副交感神經系統可以促進消化，使我們的肌肉放鬆，心率下降。

由於意識到放鬆和舒壓的必要性，這就是為何冥想應用程式如此廣泛使用的原因──它們不僅受到瑜伽愛好者的歡迎，在商業和金融界也廣受好評。在過去幾年，有許多關於睡眠很好的書籍，從亞里安娜‧赫芬頓（Arianna Huffington）的《睡眠革命》（The Sleep Revolution）到馬修‧沃克（Matthew Walker）的《為什麼要睡覺？睡出健康與學習力、夢出創意的新科學》（Why We Sleep: The New Science of Sleep and Dream），都深入探討了睡眠的主題。我們的世界已經意識到睡眠不足的不利影響和後果。

　　那我們要如何確保自己能夠輕鬆入睡呢？如何創造一個讓我們能夠放慢腳步，在夜晚進入睡眠模式的環境？

∽ 環境

　　當你傍晚回到家，首先營造氛圍和情緒的因素是照明。明亮的燈光可能會令人興奮，因此試著使用柔和的燈光或一兩盞在夜間使用的燈具。

∽ 興奮劑

　　白天吃的東西肯定會影響你的睡眠品質。如果你的體內有咖啡因，這可能會影響你進入深度的睡眠，因此在下午 3 點左右之後，盡量不要喝咖啡或任何含咖啡因的飲品，此外，巧克力也含有咖啡因，吃一小塊可能無傷大雅，但吃一整塊巧克力甜點或冰淇淋可能會影響你的睡眠。

∽ 手機關機

　　或許你會發現這點很難（像我一樣），但試著在睡前至少一小時內不要看手機。螢幕的亮度和在社交媒體上的互動會刺激感官，使一切保持在「開啟」的狀態，而不是幫助你放鬆進入睡眠的狀態。當你

上床睡覺時，關掉你的手機或不要帶進臥室。如果需要，可以在上床前半小時打開手機的鬧鐘，這樣你就不會在睡覺前最後一刻還在看手機。手機是很棒的工具，但它們可能會對我們的睡眠造成干擾。

放鬆

有什麼會讓你放鬆？對於某些人來說，可能是彈吉他，可能是烹飪時聽音樂。做一些能讓你放鬆並進入冥想狀態的事情。從烹飪、聽音樂到散步、寫日記和演奏樂器，所有這些事情都可以讓你靜心，如果這是你熱愛和享受的事情。即使感覺很自私，你也要給自己安排這段時間，因為永遠都有做不完的事情，要交際應酬，四處奔波，但如果你從未讓自己暫時遠離這些事情、噪音、人群、世界，你將會失去與自己內在和本質的連結。

靜心與冥想

對某些人來說，無論是長或短的冥想練習，都可以帶來難以置信的治療效果。接下來我會介紹一些延伸的做法，包括念誦真言和靜心等不同的方法。

～ 寫日記和寫作

記錄你的想法可以是一種奇妙的療癒形式，有助於釐清所有零碎的思緒和情緒，將它們集結在一起，並找到釋放的出口。

～ 安神熱飲

喝一些加了番紅花和肉豆蔻的熱牛奶可以幫助入睡。番紅花不僅可以幫助睡眠，還可以緩解憂鬱症。

～ 芝麻油

在手掌心和腳底塗抹芝麻油是另一種阿育吠陀的入睡療法。你也可以使用印度酥油。

～ 呼吸

深呼吸或練習勝利調息法（請參閱第 40 頁）可以讓你很平靜，進入放鬆的狀態。我經常在做呼吸練習的同時聽哲學家和思想家的播客，或播放印度古典樂曲。

傍晚散步

走到戶外，呼吸新鮮空氣，讓頭腦清晰，這是一種很好的減壓方式。你也可以和伴侶或朋友一起散步，在散步中一起談天說笑，再次為靈魂注入活力。

泡澡

泡澡，也許點幾盞蠟燭，可以是一種靜心和放鬆的方式。對我來說，通常只需 10 到 15 分鐘，我會播放一些輕柔的音樂或具有啟發性的播客，點一盞蠟燭，喝一杯花草茶或一杯蜂蜜檸檬薑茶，然後閉上眼睛。

在熱水中加入瀉鹽（硫酸鎂）有助於排出體內的毒素，而瀉鹽含有鎂，可以進入皮膚和肌肉，幫助我們更放鬆。這對於進行重量訓練或劇烈運動後非常有益。如果你感冒了，那麼在浴缸中加一點尤加利和樟樹精油可能正是你最需要的解方。

洗澡是讓你在睡前進入睡眠模式的好方法，同時在冬天，當你晚上剛回到家，感覺寒意已經滲透到骨頭裡，泡澡也可以使整個身體暖和起來。當你泡完澡後盡量不要暴露在強光下，保持放鬆的狀態，並在泡完澡後儘快上床睡覺。

✎ 蒸汽和桑拿

　　我喜歡蒸汽浴和桑拿，尤其是在冬天，首先是為了暖身，然後是緩解疼痛與放鬆。在蒸汽浴中待一段時間後，我的皮膚會感到很舒服，因為出汗可以打開毛孔，有助於去除死皮細胞和毒素。在阿育吠陀中，蒸汽浴稱為 Swedana，可以促進血液循環，幫助清除脂肪細胞中的毒素，減輕壓力（熱氣和放鬆可以促進腦內啡的分泌），鍛鍊心臟，並使鼻竇暢通。

♪ 我的夜間音樂播放清單

　　這個五花八門的音樂清單對我而言充滿輕鬆的能量，其中有一些是輕快節奏的真言誦唱，可以立即使大腦進入夜間模式並提升情緒，且帶有一種靈性的神秘感。

　　〈Hanuman Chalisa〉- Keerti Mathur

　　〈Mul Mantra〉- Snatam Kaur

　　〈Reunion〉- Anoushka Shankar

　　〈Morey Pya Bassey〉- Cheb i Sabbah

　　〈Bangles〉- Niraj Chag

　　〈Ong Namo〉- Mirabai Ceiba

　　〈Pashupati〉- Sharon Gannon

〈Nataraja〉 - Jai Uttal and Ben Leinbach

〈Gayatri Mantra〉 - Deva Premal

〈Hari Om（Tiruvannamalai）〉 - Janet Stone and DJ Drez

〈Long Time Sun〉 - Snatam Kaur

〈Purnamadah〉 - Shantala

〈Jai Radha Madhav〉 - Deva Premal

〈Water Sign〉 - East Forest

〈Om Gam Ganapataye Namaha〉 - Edo & Jo

〈I am（Krishan Liquid Mix）〉 - Nirinjan Kaur

〈Rudrashtakam（Shiva Stuti）〉 - Krishna Das

靜心、唱頌和祈禱

世界衛生組織將壓力稱為 21 世紀的健康流行病。我們每天要應對的事情越來越多，尤其是生活在城市的人，壓力越來越大，從快節奏的工作和繁忙的社交生活到人際關係的情感壓力，甚至患有社群恐慌症，而社交媒體的普及更加劇這種情況。這也是為何越來越多人轉向瑜伽、冥想，意識到寧靜的心靈、靜心、遠離手機，並試圖在這個美麗而狂亂的世界中注入一種放鬆和隱居感的重要性。

在晚上，花幾分鐘讓自己靜下來，將一天的煩擾和紛亂拋到一邊，讓它在夜晚消失。促使自己平靜入睡，擺脫白天消耗和吸收到的能量和情緒，正是這種思緒和情感的累積，讓我們即使身心疲憊也難以入眠。閉上眼睛，在寂靜中聆聽自己的呼吸聲，或聆聽輕柔的唱誦或古典音樂，或重複念誦真言並使用念珠。

用聲音療癒

當我在學校學習梵文時，字母的發音帶有節奏、節拍和不同的音調。我們唱誦經文的詩句，每一個音節都帶有音樂的抑揚頓挫。在阿育吠陀傳統中，聲音和音樂具有一種稱為「nada」的振動，這些聲音可以促進身心健康，甚至帶來靈性的覺醒。任何有助於安撫心靈的聲

音都可視為具有療癒作用的聲音。閉上眼睛聆聽鳥兒、樹木和樹葉，來自大自然的聲音，可以幫助我們平靜下來，擴展思維，並具有神奇的治癒效果。

Nada 瑜伽分為外在聲音——ahata——（大自然的音樂、鳥兒、雨滴或神聖的梵唱）和內在聲音——anahata——（透過心輪感受到的聲音，用手指摀住耳朵聆聽內在的聲音）。

梵唱（參見第 202 頁）可以提升並強化我們整體的存在，身心靈的振頻。梵唱應該是充滿力量，敞開心胸和喉嚨，完全沉浸其中，是一種來自靈魂之間的交流。

銅鑼浴

你可能聽說過銅鑼浴和西藏頌鉢。整個人平躺下來，讓銅鑼聲的振頻穿過你的身體，你的意識如同沐浴在音樂聲中，讓你毫不費力進入冥想的狀態，甚至有時進入深度睡眠。銅鑼聲療法和銅鑼浴有助於透過活化副交感神經系統來減輕壓力，其效果可以持續數天。這些振頻滲透到你的身體，幫助你的心靈達到冥想的層次，而無需「努力」——這就是當我入睡時，聽著銅鑼聲在耳邊迴響時的感覺，有點像是一條通往寂靜、空無（shunyata）的捷徑。

請參閱第 233 頁上的參考資料，以了解有哪些地方可以進行聲音療法和銅鑼浴。

梵唱、誦經和振頻

反覆念誦真言（mantra）稱為「japa」，可以平靜思緒，集中注意力，引領我們進入內在的自我，也就是我們的意識。這些真言通常是神聖之名，如 Rama，或者是像「om」（宇宙之音）或「sohum」（呼吸之音）這樣的普世用語。這些聲音是將我們與宇宙能量調頻一致的強大方式，而從腹部到喉嚨的內在振動將我們身心靈連結在一起。反覆念誦真言還能啟動副交感神經系統，使心率減緩，讓我們進入一種放鬆的狀態。

誦經（japa）可以在覺察和全神貫注的情況下進行，也可以在閒暇時觀看東西或通勤時進行。這可以讓你擁有不斷提升的力量。印度瑜伽大師、靈性領袖和自我實現協會創始人帕拉宏薩‧尤迦南達（Paramhansa Yogananda）解釋說，誦經就好像在調整我們的意識頻率，使其與正面、振奮人心和與神同在的思維模式共振，將靈性融入我們的日常生活中。

如果可以，試著大聲唱誦這些聲音和真言，觀察這些聲音在你的耳膜和體內振動，感受這些振動的迴響，感受流經全身的平靜能量。如果分心了，就任由它漫遊、觀察它、覺察它，然後再把它帶回真言上。久而久之，心靈將充滿一種空靈的感覺。有關簡單的咒語請參考204頁。

使用念珠

在印度，許多人都有一串念珠（mala），這是一種神聖的項鍊，類似於天主教的念珠，用於輔助誦經，即唱誦和重複一組真言。念珠通常由神聖木材製成，如金鋼菩提子（rudraksha）或聖羅勒（tulsi），這些木材都有其特定的象徵和意義。傳統上，念珠包含一定數量的珠子串在一起：項鍊通常有 108 顆珠子（腕鍊上的念珠珠子較少），其中有一顆「母珠」（guru bead）代表完成一個完整的念經循環。

如果你的思緒飄忽不定，就讓它流動並觀察它，但要有意識地將其引導回真言或肯定語上，就像冥想一樣。隨著時間的推移，這將變得更容易與自然。

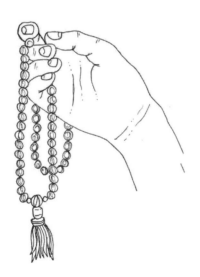
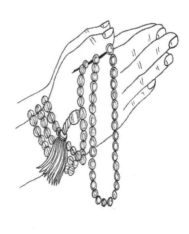

關於 108 這個數字有許多具有象徵性的原因：據說總共有 108 篇《奧義書》（Upanishads）；根據阿育吠陀醫學，人體內共有 108 個能量穴位（marma）或神聖能量通道，生命能量（prana）則是流經這些點。**每顆念珠之間的結代表一切眾生的連結。**

一旦你掌握了使用念珠的節奏——將念珠放在中指上，用拇指滾動念珠，這將成為一種自發性的習慣，在睡前、上班途中，甚至在開會時都會做的事情。這將成為一種幫助你集中注意力，加強你與神性和內在意識連結的儀式。

重複簡單的真言／梵咒

以下我整理了一些對我深具意義的真言，其中一些你可能在上瑜伽課時聽過，有些則是我從小到大每天唱誦，這些全部都適合普羅大眾，可視為靈性而非宗教的領域。

〰 ॐ Aum, Om

這被視為宇宙的聲音，可以調整我們的頻率，與我們的本源宇宙和自然界共振。

這聲音的振動可以安定心神，並減緩神經系統的運作。三個音節 A-U-M 象徵性宇宙造物主、保護者和毀滅者的聲音，代表神聖的三個特徵和面向，將我們與自己和靈魂（atman）高我連結起來。

　　當你每次呼吸重複這個梵咒時，感受能量從骨盆底部一直上升到頭頂。據說「om」的聲音還可以解開喉輪，也就是掌控溝通的脈輪或能量場。

❧ सो sहम् Sohum

　　這是一個全球共通的真言，意思是「**我就是，我是呼吸，我與宇宙相連，我是意識**」。吸氣時發出「sooo」，呼氣時發出「hum」，這兩個音節有點像我們自己的呼吸聲，產生一種自然的振動，透過重複放慢呼吸，加深每一次呼吸，並放鬆神經系統。

❧ राम Rama

　　史詩《羅摩衍那》（Ramayana）中的主角神祇羅摩（Lord Rāma），被認為擁有巨大的力量。這是甘地選擇唱頌的真言，而羅摩事實上是他臨終前最後的遺言。除了經文中關於羅摩的精彩故事之外，這個詞本身是由代表太陽的「ra」、代表消化之火或火神的「a」和代表月亮的「ma」組成。這是地球上的三個光源，因此重複唱頌羅摩的名字，也是在召喚光明，神聖至高無上的光。此外，「Ra」是古埃及的太陽神，像「radiate」（輻射）和「ray」（光線）暗示了它們的字源。更進一步探究，太陽代表男性能量或陽剛能量，是輻射的光；月亮代表女性能量或陰柔能量，是反射的光，因此重複唱頌

「Rama」有助於平衡我們內在男性和女性的能量。

其他類似的真言，您可能在寺廟或聚會上聽過人們唱誦，比如「Hare Rama Hare Krishna」，讚頌並呼喚羅摩和克里須那這兩位神祇，以及「Shree Rama jai Rama jai jai Rama」，反覆唱誦真言讓人有一種幾乎進入出神的狀態。

ᢒᢗ ॐ नमः शिवाय Om Namaḥ Sivaya

這被視為是最強大的真言之一，是對濕婆神的讚美，但實際上是對內在自我的覺醒。濕婆被稱為毀滅之神，實際上是對「aham」，即「我、我執」的毀滅，之後只剩下內在的本我，此真言的原意是「我臣服於內在的本我」。這個真言的五個音節代表五大元素：土、水、火、風和空間，以及宇宙合一；象徵著宇宙的意識。

ᢒᢗ Gayatri mantra

ॐ भूर्भुवः स्वः
तत्सवितुर्वरेण्यं
भर्गो देवस्य धीमहि
धियो यो नः प्रचोदयात् ॥

Oṃ bhūr bhuvah svaḥ |
tat savitur varenyam
bhargo devasyadhīmahi |
dhiyo yo naḥ prachodayāt ||

我們沉浸在至高無上的神聖之中，
耀眼的太陽、神聖的光芒和生命的造物主；
願祂照亮並啟發我們的心靈。

Gayatri mantra 出現在《梨俱吠陀》（Rig Veda）中，這是一部早期的阿育吠陀文獻，記載於公元前 1800 年至 1500 年之間。之後《奧義書》中提及它是一個重要的儀式，並在《薄伽梵歌》中稱之為「神聖之詩」。

它被認為是吠陀經中最神聖的真言。Gayatri mantra 也有不同的演唱方式，如果你想學習，你可以試著透過在 Spotify 或 YouTube 上聆聽，並重複每個部分來學習。一旦你學會了，你就可以在工作、走路、甚至在使用念珠時唱誦。唱誦真言時，你無需深思其意義，只要聆聽聲音，感受聲音的振動，讓它們融入你的意識中。

～ Svasti mantra：普世和平祈禱文

宗教因人類而分裂，但所有的宗教都有共同的靈性元素，正是這

種力量將我們連接在一起，一種類似愛的力量使人類聚集在一起，一種無需解釋的語言。

祈禱可以是對神的崇拜，但也可以是為人類、為人性、為自己和每個人內在的神性祈禱。以下是我在孩提時期學到的梵文祈禱文，我在印度的靈性聚會和倫敦的瑜伽課上聽到人們背誦，這是一首美妙的梵文詩句，講述對眾生的愛。

ॐ सर्वे भवन्तु सुखिनः
सर्वे सन्तु निरामयाः।
सर्वे भद्राणि पश्यन्तु
मा कश्चिद्दुःखभाग्भवेत् ।
ॐ शान्तिः शान्तिः शान्तिः ॥

oṃ sarve bhavantu sukhinaḥ
sarve santu nirāmayāḥ
sarve bhadrāni paśyantu
mā kaścidduḥ khabhāgbhavet |
oṃ śāntiḥ śāntih santiḥ ||

願一切眾生幸福安康；
願一切眾生享有福祉；
願一切眾生脫離苦難；

願和平無處不在。

～ Lokah Samastah Sukhino Bhavantu：
祝福一切眾生平安

許多瑜伽老師在練習開始或結束時都會誦唱這個真言，以祈求眾
生和平。這個真言最簡單的翻譯是「願世上眾生快樂自由無論身在何
處」，表達對他人的慈悲關懷和祝福。

लोकाः समस्ताः सुखिनो भवंतु

～ Shanti mantra

最後，這是《伊莎奧義書》（Isha Upanishad）中的香提和平真
言，它包含了奧義書的精髓，即一切都是完美和完整，沒有什麼比較
少或微不足道，我們不缺任何東西，我們本身已圓滿俱足。

ॐ पूर्णमदः पूर्णमिदं पूर्णात्पूर्णमुदच्यते ।
पूर्णस्य पूर्णमादाय पूर्णमेवावशिष्यते ॥
ॐ शान्तिः शान्तिः शान्तिः ॥

oṃ pūrnnamadah pūrnamidam pūrnaat pūrnāmudacyate

pūrnasya pūrnamādāya pūrnamevā vashissyate ||

oṃ śāntiḥ śāntiḥ śāntiḥ ||

那是完整的；這是完整的；

從完整中來是完整；

如果從完整中移除完整，

剩下的依然是完整，

願和平、和平、和平無所不在。

靜心片刻

這些短暫的冥想是片刻的寧靜。可以是幾分鐘或 15 分鐘，或自行決定。重點是，即使是幾分鐘的靜心和冥想狀態，也是一個很好的開始，讓你放下煩憂安穩入眠。

∽ 冥想一：讓思緒自由流動

在黑暗中找一個安靜的時刻，如果可以，點一支蠟燭，坐直，閉上眼睛，深吸一口氣，屏住呼吸，讓思緒自由流動，無論今天發生什麼事，不管是否困擾著你，讓它們在你的腦海中閃過。然後，吐氣時，感覺一連串的思緒從你的體內離開。想像這些思緒、煩擾和記憶

像小魚一樣在水流中游走，觀想它們慢慢遠離你。像這樣進行幾次深呼吸，每一次，感覺你的思緒一次又一次地清空。帶著這種淨空和釋放的感覺，讓身體放鬆，讓自己打個哈欠。動動你的肩膀、手臂或身體的任何部分。用手指輕輕按摩下巴和耳朵周圍，感覺自己進入入睡模式，這時可能是吹熄蠟燭並上床的最佳時機。

成為情緒的觀察者

儘管我們活在當下並練習正念，但記憶有時會像打嗝一樣倏然浮現，伴隨著這些記憶而來的是舊或新的情緒，有時是當下感受到的失落或悲傷。這時分心是一件好事，無論是參加社交活動、與朋友有約，還是工作截止日期。向朋友或家人傾訴以振作和恢復心情也是人之常情。但也可以試圖讓自己感受和觀察情緒的波動，靜靜地坐著，花一些時間感受這份痛苦，意識自己當下的思維和情緒。過程中保持深呼吸，只是臨在，觀察自己，跟隨自己的思緒和回憶，看看接下來的情緒變化。正如印度聖人拉馬納・馬哈希（Ramana Maharshi）所說：「實現自我所需的一切就是靜默」。

⁀ 冥想二：感恩

　　準備一本小記事本，因為這將會是一件美妙的事情。每天晚上，花幾分鐘回想那些今天使你感到快樂的事情，例如在遞給你咖啡時，以奇怪發音念出你名字而讓你開懷大笑；陰雨綿綿的天氣過後，陽光從雲層後露臉；與朋友共進午餐或與陌生人隨意交談令你莞爾的對話，可以是任何事情。感恩是一種習慣，一旦養成就會成為生活中的一部分。你會開始留意身邊的事物，並在晚上時開心地將它們記下來。當生活面臨困境時，這種習慣可以讓你在片刻中找到慰藉，即使你很難將它們視為感激的事物。此外，你會開始想為他人做些讓他們微笑的事情，無論是在工作中給你的團隊一盒巧克力，還是對著街上的某個人微笑，即使他們覺得很奇怪，或者突然打電話給一位好久沒有聯繫的朋友。同樣，這些可以是任何行動，重點是在於你發自內心想做的事情，是你發自內心散發出去的能量，當你開始養成這種善行的習慣，久而久之就會成為你的日常生活。

⁀ 冥想三：改變的自由

　　閉上眼睛，思考生活中最近的所有變化。如果有一件事是我們可以確定，那就是世事變化萬千。試著接受而不是抗拒，反而能使我們的生活更快樂。深呼吸，讓所有關於變化的思緒在你腦海中游走，直到它們慢下來，終歸平靜。現在反過來思考，這世上唯一不變的，就

是變化的本身。所以，我們能否從中找到一絲信任和信念，相信這些變化最終對我們而言是最好的安排？正如奧修所說，坦然接受變化，讓你在愛中自由：「**只有賦予自由的愛才是真實的。愛是我們的生命中的一份禮物，但正如人終有一死，玫瑰花不會永遠盛開，愛也可能消逝。**」感受這些話，感受生活中所發生的變化，並嘗試感受接受這些變化，或試著讓你的想法開始接受。再深呼吸幾次，感受自己越來越接受這個不斷變化的生活和世界。你也可以記下那些你正在抗拒的關係和環境的變化。將這些寫下來有助於釐清到底是什麼讓你難以接受，這可以協助你從另一個角度看待它，並讓你清楚知道該如何處理或如何接受它。現在回到靜心狀態並閉上眼睛。如果你心裡有抗拒，那就專注在呼吸上，專注在此時此刻，試著發出聲音或唱誦，如「嗡」，並重複唱頌，直到你感覺到聲音平息了你的焦慮和思緒。

好好欣賞你的身體

幾年前，我和印度傳奇舞蹈家潘迪特・比爾朱・馬哈拉吉（Pandit Birju Maharaj）一起參加卡塔克舞（印度古典舞）工作坊，其中他談到的一件事情讓我印象深刻。他一邊開玩笑地談論對自己雙腳的感激之情，以及它們能夠做的事，一邊拉起他的腳親吻。他甚至說他每晚都會親吻他的腳。在過去的幾年裡，我的雙腳都曾骨折，且每次都經歷長達兩個月的漫長恢復期，我對我的雙腳感到不可思議且心懷感激。這雙腳讓我們可以站穩地面，讓我們能夠行走、跑步、旅行、到處走

動、跳舞或就是動起來。

　　當然，手和腳同樣不可或缺，正如身體的每一個部分，我們往往只有在摔倒或受傷時，才會想到對身體任何部位表達感激，我們很容易忘記這一點。偶爾，當我在淋浴時，我會突然想起之前受傷，連洗澡都有困難的時刻，當時我必須跳著進入淋浴間並保持平衡。因此，當你回憶起往事時，請給自己一個微笑，感謝你的身體每分每秒所做的奇妙之事。你甚至可以做一個快速的冥想，閉上眼睛，讓你的注意力和思緒穿過身體的每一部分，觀察從腳趾和指尖到鎖骨和頭頂，每一個部位的感覺，最後快速感謝這個我們身處的美妙居所，我們的身體。

總結

　　以正面的心情結束一天，不要帶著壓力入睡，能夠安穩一覺到天亮，對我們整體的健康非常重要。因此，我們如何應對困擾，以及如何舒壓，這對於引領我們度過人生的不同階段非常重要。對許多人來說，只有在碰到困境，面臨生活危機，或者遇到震驚的事情時，我們才會意識到需要改變，需要培養內在力量的能力，找到應對困難並從中恢復的方法。了解我們需要重新調整、回歸和放鬆的需求，將有助於我們在接下來的一天更加穩定，並緩解危機來臨時對我們的衝擊。

生活即是解脫

解脫（Moksha），即脫離輪迴，是許多印度教徒的最終目標。終結生、死、輪迴的循環，讓靈魂獲得真正自由。但從此以後，靈魂會發生什麼事呢？

我更喜歡這樣的想法，即解脫不必等到死亡，而是活在世上就能實現，在狂喜的瞬間，在充滿感激的時刻，在恩典降臨的時刻，這些瞬間我們因沉浸在極致的幸福中喜極而泣。這是一種自由和狂喜的感覺，當雲層散去，我們看到藍天中金色的光輝。

這個概念類似古印度哲學中的 **jivan-mukti**，意思是從今就能解放，也稱為自我實現，意味著將自我和靈魂視為更高的意識。帕拉姆罕薩・瑜伽南達（Paramhansa Yogananda）強調透過日常冥想實現正念和這種覺知，而奉行「bhakti」（奉愛之道、虔誠和愛的道路）的人則是透過純粹的狂喜、崇敬神和認真過生活來尋求這種解脫。他們最終的目的一致，即在生活中尋求解脫並感受神性的存在。

身心靈的幸福儀式使我們與自我、內在的聲音和靈魂保持連結。隨著我們的世界不斷擴展與連結增加，同時隨著旅行越來越容易，我們所在的世界似乎變得更加狹小，這種認識自己並接受自己的感覺比以往任何時候都更加重要。我們的健康取決於沒有病痛，也取決於擁有積極正面的心態。因此，由於我們對生命和現狀的理解，阿育吠陀

中的智慧更是屹立不搖。這就是為何健康和哲學密不可分的原因。而且，就像儀式一樣，名稱上雖然是習慣性的重複行為或慣例，但不時注入一些自發性，讓你驚喜且帶有幽默感的儀式也很重要。因為在這個星球上，如果有一件所有人都能確定的事情，那就是非「變化」莫屬了。如果有一件事能減輕改變的痛苦並提升情緒，那就是幽默通向快樂的捷徑。

我心中的岡仁波齊峰（Kailas）

　　清晨雲層散去，揭開岡仁波齊峰（Mount Kailas）眩目迷人的美麗山脈，這是創造者和毀滅者濕婆神的居所。我敬畏地仰望這座對許多宗教信仰而言代表著神聖的壯麗山峰，但卻從未有人攀登成功。站在那裡，面對山脈沉思著，我感覺到聖靈充滿卻又空無、消散卻又生起，融化心靈卻又提升靈魂。四周寂靜無聲，流水聲在我身邊流淌，彷彿從這寂靜中湧現。許多人在嘗試攀登岡仁波齊峰時喪生，因此官方已經下令禁止攀登。

岡仁波齊峰散發著吸引力，加上濕婆和沙克蒂（Shakti）神奇的故事，它籠罩在神秘之中。寂靜的回聲在白雪覆蓋的山峰上迴盪，這無聲的振動在我的意識中無限迴響。這座山坐落在不朽的巨石上，警告我們不要靠得太近，在金色的陽光下閃閃發光。每當我抬頭仰望，我感覺到身在這迷人的存在前彷彿置身天堂。夜晚，岡仁波齊峰在月光下閃耀，河流在岩石上波光粼粼，空氣中瀰漫著寧靜的旋律。在岡仁波齊峰的九天感覺就像是另一個人生，另一個世界，彷彿來世。當我離開時，回顧最後一天，雲層逐漸密集，幾乎吞沒整座山峰，我的靈魂被虛無吞噬，空虛充滿我的心，我不知該如何再次返回人間。

　　珍惜這些時刻，那些讓你充滿敬畏、靈感和愛的時刻；那些讓你與源頭、與大自然連結的時刻；那些讓你的靈魂充滿靈性的時刻。當你獨處於靜謐之中，讓你的心靈漂移到那個曾經感受到深沉永恆平靜的地方，在那裡，寂靜全然充滿你，你將感受到超越幸福的瞬間極樂；你將再次體驗到如是的真我，你將找到真正的自己。

附錄

阿育吠陀草藥

阿育吠陀醫學建議使用香料、草藥和油來鎮定身體，減輕發炎並讓身體放鬆。在我們成長的過程中，晚上最後一件事就是要喝 *chyawanprash*（阿育吠陀系統中一種滋補的草藥糖漿）配牛奶。我記得當時真的不喜歡，我會站在廚房裡一口氣喝下，試著不去品嘗它的味道，有時會留一點在湯匙上以示抗議。現在，我選擇主動喝，令我驚訝的是，我居然挺喜歡這種味道！ *Chyawanprash* 是一種濃稠的黑色糊狀物或營養果醬（churna），含有超過 25 種阿育吠陀草藥和香料，全部與主要成分——印度人崇拜的藥用植物，即 amla（印度醋栗或餘甘子）果實混合在一起。

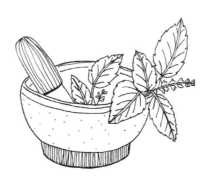

這些強效的草藥被稱為 *rasayanas*，具有多種功效。例如，如果你晚上心煩意亂、失眠，婆羅米／假馬齒莧（brahmi）和南非醉茄（ashwagandha）可能有助於睡眠。同時在入睡前營造一個寧靜的環境，也許是泡澡並提前進食。服用安眠藥或許是一個簡單的選擇，但這並不能處理失眠的根本原因。對於某些人來說，睡眠不足可能是由於暴飲暴食，在晚上吃錯食物或太晚吃飯引起。而對於另一些人來說，可能是工作壓力太大，甚至在下班後仍然影響著他們的心情。

還有其他的阿育吠陀草藥可以增強認知能力、幫助消化、治療失眠、調節血糖、改善關節健康等等。以下是一些最強效的阿育吠陀草藥及其功效的簡要列表。在決定使用哪種草藥之前，最好先諮詢阿育吠陀專業醫師，因為某些草藥有一些禁忌，但一般來說，任何人都可以服用廣為流行的 *chyawanprash* 印度滋補草藥糖漿。

印度醋栗／餘甘子（Amla）

印度醋栗（餘甘子）是經典阿育吠陀草藥配方三果實中的一種草藥，因其維生素 C 含量高和增強免疫力的效果而單獨用於恢復活力。它是小型的印度醋栗，一種圓形且非常酸的水果，適合榨汁或以片劑形式服用。它富含抗氧化劑，有助於治療感冒或流感並平衡三種體能元素（doshas）。它是 *chyawanprash* 印度草藥糖漿的主要成分之一，一種由草藥、酥油和蜂蜜混合而成的果醬狀糖漿，具有增強體力和免疫系統，啟動阿耆尼和生命能量（ojas）的功效。阿瑪拉

卡（Amalaka）是這種小樹的梵文名稱之一，意為「維持者」。《奧義書》中曾提到這棵樹。關於它是如何由眾神創造出來的美麗故事。在濕婆節那一天，人們會在其樹幹上綁上紅色和黃色的線，以示敬拜。印度醋栗被視為是神聖的果實，因為它與生育力有關。你可以在南迪塔・克里希納（Nanditha Krishna）和 M・阿米爾塔林加姆（M. Amirthalingam）撰寫的《印度的神聖植物》（Sacred Plants of India）中了解更多相關資訊。

南非醉茄（Ashwagandha）

這是阿育吠陀療法中最強效的草藥之一。它的用途有很多：有助於緩解焦慮、壓力，在疾病或手術後有助於增強免疫系統；有助於緩解關節發炎、降低血糖、降低壓力荷爾蒙皮質醇，並提高睪固酮值。

假馬齒莧（Brahmi）

假馬齒莧／婆羅米是一種極佳的健腦補品，可以提高認知能力，減少壓力荷爾蒙皮質醇，並有助於調節與壓力反應有關的荷爾蒙。此外，透過增加血清素的分泌也可以減少焦慮。

🌿 印度苦楝（Neem）

　　苦楝樹的葉子可以治療皮膚感染、斑點和疤痕。印度苦楝是一種非常強效的血液淨化劑，苦楝油有助於緩解肌肉和關節疼痛。事實上，苦楝樹釋放的氧氣比其他樹木更多，因此可以淨化空氣。苦楝樹被稱為「真理的象徵」，在沒有寺廟的地方，人們經常以敬拜苦楝樹來取代寺廟，並給予與神祇相同的供品。在印度，有些人在孩子出生時將會在家門口掛上苦楝葉以防止感染，而在泰米爾納德邦（Tamil Nadu）和安德拉邦（Andhra Pradesh）等地，人們會舉行一種獨特的儀式——菩提樹和苦楝樹的婚禮，這是一種豐產的儀式，旨在祈求雨水以促進農業生產。人們經常將這兩種樹聯想起來，且被認為是生長在一起的。

🌿 三果實（Triphala）

　　三果實為經典的阿育吠陀草藥配方，由三種印度草藥：訶黎勒（haritaki）、毗黎勒（bahera）和印度醋栗（amlaki）組合而成，有助於消化、增強消化系統，並促進腸道中有益菌的繁殖。這三種草藥的組合有助於平衡所有的體能元素（doshas），因為每一種草藥或果實各自能平衡一種體質，從而調整全身的體質。此外，印度醋栗也有助於降低膽固醇，並富含維生素 C。阿育吠陀建議晚上睡前服用三果實補充品。

家庭配方和療法

在我成長的過程中，我的母親和祖母會根據各種症狀調製家庭配方，用來治療從鼻塞、感冒到割傷和斑點等各種疾病。感冒，我會用薑黃牛奶或一匙蜂蜜加薑黃膏，現在我認為薑黃是一種預防感冒的好幫手，我每天都會服用。這些療法代代相傳，沒有人真正知道這些智慧的起源，但大部分是來自於阿育吠陀療法，再加上數千年來的大量的嘗試，且大多是應用草藥或植物療法。

當然，這些家庭療法在某些情況下可能只能提供快速的暫時舒緩，倘若需要更持久的飲食和生活方式改變，或症狀真的需要藥物治療，這些療法就可能不足以應付。例如，如果你的感冒變成感染並擴散到肺部，幾天後你才嘗試使用薑、蜂蜜、檸檬和薑黃等草本療法，這些香料或許有幫助，但你可能需要抗生素治療。相比之下，如果在感冒初期，就使用這些療法，效果可能會更好。

因此，如果問題並非長期的，且有可能透過使用草藥家庭療法或香料來解決或緩解，那麼你可以嘗試其中的一些方法，並找到適合自己的療法。重要的是要記住，每個人的體質都不同，你要自己研究才能受益。如果你知道自己是敏感體質，請先從小劑量開始。同樣重要的是要明白，每樣東西要適量，即使是最健康的食物，吃太多也可能對身體有害。例如，所有堅果都富含營養和維生素，但需要充分咀嚼，因為它們可能難以消化，而且過多的堅果很容易造成腹脹，加重胃部的負擔。

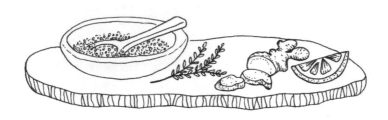

🧄 胃酸過多

如果飯後感到胃酸過多，你可以在用餐後咀嚼一顆丁香。此外，你也可以在用餐後喝加有一小塊印度粗糖（jaggery，配方請參考 169 頁）的水。

🧄 哺乳

小米粉有助於增加乳汁分泌，並含有對母親和嬰兒有益的礦物質。拉布（Raab）是一種由酥油和印度藏茴香籽煮成的濃湯，並加入富含礦物質的印度粗糖（配方請參閱第 169 頁）。每種成分對母親和嬰兒都有益，在哺乳期間每天可以多喝幾次。

用樹皮凝膠製成的「Goondh」（食用樹脂膠糖），已知有助於產後康復並提供重要營養素。在印度，經常給予新生嬰兒和懷孕婦女的卡特魯（Katlu），是一種健康的類穀物甜點，含有 Goondh 和其他滋養的成分。

✿ 血糖和促進消化

　　將 ¼ 至 ½ 茶匙的葫蘆巴種子浸泡在水中過夜，第二天早上飲用浸泡水並咀嚼種子。這是一種很好的天然藥物，可用於促進消化、調節血糖和糖尿病，以及控制血壓和關節炎等各種健康的問題。

✿ 明目與美肌

　　我媽媽習慣將五顆杏仁浸泡過夜，早上在食用前先剝去外皮。早上吃幾顆浸泡過的杏仁是一種很好的習慣。搭配葡萄乾和一杯牛奶就是一份完美的清淡早餐。浸泡過的堅果更容易消化，但請要好好咀嚼。如果你缺乏鐵質，可以將杏仁浸泡過夜，早上將其與牛奶和印度粗糖混合，製成一種富含鐵質的營養豐富飲品。

✿ 感冒和鼻塞

　　薑黃和生薑都具有抗發炎、治癒的功效，是預防感冒或流感的絕佳方法，但如果你的感冒已經演變成感染性疾病，這時效果就會不如預期。無論你是否正在服用藥物，肯定都會有所幫助。

● 將 1 茶匙薑粉、1 茶匙薑黃粉和 1 湯匙蜂蜜混合後食用。兒童的薑粉用量可以減少，以免太辣。

- 晚上喝熱牛奶加薑黃特別適合，不過，任何時候都可以喝。
- 檸檬或萊姆搭配薑汁可以單獨飲用，也可以加入熱水飲用。
- 將新鮮的生薑和薑黃刨成絲，加入水中煮 10 分鐘。倒入杯中，然後擠入半顆檸檬汁，攪拌 1 茶匙蜂蜜。刨成絲比單純切片能釋放更多汁液。如果沒有新鮮的薑和薑黃根，只需在熱水加入一些薑粉和薑黃粉即可。
- 如果你能接受辛辣的味道，你可以嘗試一小口純生薑和薑黃汁。如果需要也可以加一些蜂蜜。

🌿 咳嗽（突然發作）

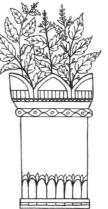

若出現乾咳，可以吃幾顆花椒或一整瓣丁香。

- **聖羅勒（Tulsi）**：聖羅勒葉有助於清理呼吸道，同時可降低體溫。將這些葉子與花椒和丁香一起加入熱水中煮沸，或個別使用。

🌿 割傷

如果你有一個傷口並且在流血，應用薑黃粉會有助於止血，並加速癒合的過程。你可以將薑黃粉填滿傷口，然後貼上 OK 繃，以固定薑黃並且避免弄髒衣服。

腸胃脹氣和腹脹

飯後胃部不適或腹脹可能是食物消化未完全、食物不適合我們的體質或吃太多引起。你可以採取以下各種措施來緩解這種情況。

- 一杯熱水加薑粉本身就很有效，但添加一點阿魏（asafoetida）和少許喜馬拉雅鹽（自選），對於緩解腹脹效果更好。阿魏是一種強烈而苦澀的粉末，通常是添加到特定咖哩和扁豆菜餚以增加額外的風味，但它還具有抗脹氣、抗發炎和防腐的特性，可以平衡豆類等物質對腸胃的影響。
- 另一種是將印度粗糖、阿魏和黑胡椒加入溫水飲用。
- 將薄荷葉加入熱水中，待冷卻後飲用，或在水中加入一滴薄荷精油。
- **每日促進消化飲品：**將小茴香籽、茴香籽和印度藏茴香籽放入水中煮沸，或將它們加到一杯熱水中喝下。你也可以等待冷卻後裝入水瓶，在一天中慢慢飲用。

頭皮屑和頭皮癢

我一直困擾於頭皮乾燥，對我來說唯一真正有效的方法是椰子油。在洗頭的前一天晚上，或者洗頭前一兩小時，將椰子油按摩到頭皮上。這不僅有助於滋潤頭皮，而且按摩可以刺激毛囊，有助於促進頭髮生長。

🫑 高膽固醇

生大蒜有助於降低膽固醇。將蒜瓣切成小塊，然後將一茶匙大蒜和一整杯水一起吞下，這樣你就不會被大蒜嗆到。你可以嘗試在早餐前吃這個以掩蓋大蒜的味道。此外，洋蔥汁也有助於降低膽固醇。

🫑 消化不良

咀嚼 ½ 茶匙印度藏茴香籽，加少許鹽。如果你覺得這些籽很辣，可以配水一起喝下。它們幾乎可以立即緩解胃部不適，這是一種緩解消化不良超級簡單又有效的解方。

🫑 失眠

牛奶加少許番紅花，再加一些肉豆蔻可以增強功效。（其他睡眠輔助工具，請參閱第 192 ～ 199 頁。）

🫑 卸妝

眼妝是最難卸的妝。椰子油對去除眼線和睫毛膏最好。我通常會在指尖滴幾滴，然後按摩眼睛，直到感覺所有眼線和睫毛膏都變稀薄，然後用平常的洗面乳和溫水洗臉，眼妝就能輕而易舉地卸掉。

提神

每當早上或晚上需要提神時，你可以用玫瑰水噴灑臉部。夏天你可以把它裝在噴霧瓶裡放在冰箱冷藏。

喉嚨痛

如果早上醒來喉嚨痛，甚至感到一點刺痛，你可以用半杯溫水混合一茶匙鹽漱口。你也可以在一天中的其他時間以這種方法漱口，但從早上起就開始這麼做肯定可以緩解喉嚨不適。

另一個選擇是將一茶匙印度藏茴香籽加幾杯水煮沸後過濾，然後加入半茶匙鹽，每天漱口兩次。

臉部浮腫

進行倒立（倒立姿勢）可以逆轉重力讓臉部充滿氧氣，對臉部和皮膚都非常有益，還可以增加頭皮的血流量，從而促進頭髮生長。如果你不會做倒立姿勢，肩立式也可以！另一個我常用的快速技巧是將毛巾浸泡水後擰乾，然後放入冰箱過夜。早上，用冷毛巾覆蓋臉部幾分鐘，有助於緩解腫脹（特別是因前一天搭飛機而造成的浮腫）。

⚘ 牙痛

　　丁香含有一種名為丁香酚的化學物質，具有麻醉和抗菌的作用。在印度和中國的傳統醫學都會使用丁香來緩解疼痛。你可以將一整顆丁香放在牙齒疼痛的地方，每次持續幾分鐘，或將紙巾或棉球浸入丁香油中，然後塗抹在疼痛區域的牙齦上。丁香中的丁香酚還可以對抗口腔的細菌。

⚘ 暈車

　　在旅行時，將丁香放在舌下並含著它，這有助於緩解任何噁心的感覺。

⚘ 嘔吐和噁心

　　將 ¼ 茶匙糖、¼ 茶匙鹽和一小撮黑胡椒放入一大杯熱水中攪拌均勻，然後在飲用前加入一小撮小蘇打粉，這有助於止吐，並緩解噁心和胃部不適。

資源和建議

在倫敦的整體、醫療和身體治療師

在追求自身健康和福祉的旅程中，我與以下治療師合作，發現他們具有強大、治療和轉化的力量：

Dr M. Ali——能量穴位和整合療法

Integrated Medical Centre, Marylebone

提供整體全面的諮詢，有效的能量穴位治療，以及整合的醫學和身體療法，Ali 博士結合阿育吠陀、中醫和希波克拉底歐洲體系的元素，並結合草藥、瑜伽和自我療癒，有助於處理許多症狀和疾病。

http://drmali.com/

http://www.integratedmed.co.uk/

Dr Wei Wu——身體療法、身體結構調整和整合療法

以中醫為基礎的直覺智能身體療法，利用起原始點醫學矯正身體，透過調整骨盆來重整身體結構，並提供生活方式和飲食解決方案以減少體內的發炎。

https://weiwuwellness.com/

Kate Siraj——阿育吠陀

Kate Siraj 是阿育吠陀實修中心（The Ayurveda Practice）的創辦人。
她的知識廣博，提供生活方式和飲食諮詢，並進行阿育吠陀療法。
　https://ayurvedapractice.com/

Jono Condous——阿育吠陀

Jono 在特定日子裡也在 Triyoga Chelsea 和 Triyoga Camden 提供
諮詢服務。

http://www.ayurvedabrighton.co.uk

Rebecca Dennis——轉化呼吸法

Rebecca Dennis 在 Marylebone 的 Indaba Yoga 提供一對一的呼吸
工作坊。透過強烈的呼吸引導，Rebecca 讓你連結自己的呼吸力量，
並透過這種方式連結你的情緒和頭腦。你可能會經歷哭泣、笑、麻木
感，以及由於深呼吸而引起的頭暈。但這確實是一個具有轉化力的體
驗。之後，你還可以參加她的團體工作坊。

https://www.breathingtree.co.uk

其他轉化呼吸法課程：

我喜歡參加昆達里尼（kundalini）瑜伽課程和能量（prana kriya）瑜伽，這兩種瑜伽都運用強烈的呼吸來增強能量，讓生命能量流動，並喚醒昆達里尼的潛在的能量。Yogi Ashokananda 在倫敦各地，包括 Triyoga，提能量瑜伽和冥想課程。我最喜歡的昆達里尼瑜伽老師是卡羅琳（Carolyn Cowan）和西羅尚瓦（Sivaroshan），他們都在 Triyoga 上課。

http://yogiashokananda.com

https://carolyncowan.com/

https://sivaroshan.co.uk

Leo Cosendai──銅鑼浴和音療

這些最近變得非常流行。許多瑜伽工作室提供銅鑼浴，現在也有專門提供音療、呼吸工作和冥想的工作室，如倫敦的 Eccleston Yards 中的 Re:mind Studio（www.remindstudio.com）和 Notting Hill 中的 Lifespace（www.lifespacehealing.com）。倫敦首席音療師 Leo Cosendai 也推出了 Third Space app 並提供教師培訓（www.leocosendai.com）。

阿育吠陀資源和研究

阿育吠陀專業人員協會

若要尋找在英國的阿育吠陀（Ayurveda）專業人員和相關資訊，請參考以下連結：

https://apa.uk.com

The College of Ayurveda, Milton Keynes

https://ayurvedacollege.org/

英國整體醫療中心

The Kailash Centre

St John's Wood, London

提供一系列的整體醫療，包括阿育吠陀醫學、針灸、藏醫和中醫

http://www.kailashcentre.org/

Triyoga － yoga, therapy, food

Soho, Camden, Chelsea, Shoreditch, Ealing

提供多樣化的瑜伽課程、工作坊和師資培訓，以及豐富的整體醫療治療師資源。

www.triyoga.co.uk

Re:mind Studio

Eccleston Yards, London

在倫敦的第一家精品冥想工作室，提供從銅鑼冥想、水晶缽療癒到靈氣和陰瑜伽等隨到隨學的冥想課程。

The Clover Mill

Malvern, Worcestershire

一家精品阿育吠陀水療度假村，提供各種住宿工作坊。

https://www.theclovermill.com

Essential Ayurveda

Halton Holegate, Spilsby, Lincolnshire

一家提供住宿的度假村，其中包含阿育吠陀療程和產品，以及多種烹飪和瑜伽工作坊。

https://www.essentialayurveda.co.uk

Ayurveda Pura

North Greenwich, London

提供全方位的阿育吠陀治療、阿育吠陀課程、阿育吠陀草藥、整體療法乳霜和水療設備，還有一家阿育吠陀咖啡館。

https://www.ayurvedapura.com

印度的阿育吠陀度假村和整體醫療中心

Ishavilas, Goa（developed by Dr Ali, UK –see above）

https://www.ishavilasgoa.com/

Carnoustie, Kerala

https://www.carnoustieresorts.com

Vaidyagrama, Coimbatore, Tamil Nadu

http://www.vaidyagrama.com/

Ayurveda Yoga Villa, Kerala

http://www.ayurvedayogavilla.com/

Devaaya, Goa

www.devaaya.com

Somatheeram, Kerala

https://www.somatheeram.org/en/

Atmantan, Pune

https://www.atmantan.com/

Kare Ayurveda & Yoga Retreat, Pune

www.karehealth.com

Ananda Spa, Himalayas

www.anandaspa.com

我最喜歡的播客

　　播客是在散步或旅行時學習更多資訊的好方法，它們是靈感的泉源，激發人們思考，並帶來一些驚嘆領悟的片刻。它們是一種輕鬆又便利的方式，可以讓你吸收任何你感興趣的主題。你還可以深入了解一些播主非常個人獨到的見解。以下是我很喜歡且經常收聽的一些播客，主題涉及健康、智慧和靈性：

Alan Watts podcast - or on YouTube

Oprah's *Super Soul Conversations by Oprah*

Deepak Chopra's *Infinite Potential*

The Cabral Concept by Stephen Cabral

Good Life Project by Jonathan Fields

Feel Better Live More by Dr Rangan Chatterjee

Everyday Ayurveda by Myra Lewin

Under the Skin with Russell Brand

The Ghee Spot by Katie Silcox

On purpose with Jay Sbetty ,by Jay Shetty

更多參考書目

Aim True by Kathryn Budig

Absolute Beauty, Radiant Skin and Inner Harmony, by Pratima
　　　Raichur with Marian Cohn

Perfect Health by Deepak Chopra

Too Young to Grow Old by Anne-Lise Miller

The Ayurvedic Cookbook by Amadea Morningstar with Urmila Desai

East by West by Jasmine Hemsley

Waste Not by Erin Rhoads

Shinrin-Yoku, The Art and Science of Forest-Bathing by Dr Qing Li

The Power of Silence by Graham Turner

Autobiography of a Yogi by Paramhansa Yogananda

You Can Heal Your Life by Louise Hay

Gene Eating by Giles Yeo

The 4 Pillar Plan and The Stress Solution by Dr Rangan Chatterjee

特別感謝

　　這本書匯集了我熱愛、呼吸和生活的一切。研究和寫作就像是我生命轉變過程的最後一部分，是那些故事和元素的高潮，共同編織了我走到今日的旅程。事實上，《實踐阿育吠陀的生活》的種子是我的經紀人史都華・庫珀（Stuart Cooper）播下的——謝謝你相信我能寫出這本書！

　　我在果亞的沙灘上、在黃昏時游泳、早晨做瑜伽和觀看月亮升起的時光中寫下我的最初構想。隨後，我花了整整一年的時間構思和組織這個概念，並將其轉化為一本書的提案，讓讀者可以更容易理解其中的哲學理念和阿育吠陀的生活方式。

　　感謝我的編輯安娜・斯特德曼（Anna Steadman）選擇出版《實踐阿育吠陀的生活》，並協助我實現這個理念。感謝 M. Ali 博士分享你的知識，感謝凱特・西拉吉（Kate Siraj）、艾麗西亞・羅斯科（Alicia Roscoe）和法拉茲・坦維爾（Faraaz Tanveer）解答我所有的問題。感謝我的妹妹米娜爾・薩奇德（Meenal Sachdev）幫我校稿並協助處理哲學部分的章節，感謝我的母親赫瑪・馬內克（Hema Manek）協助我試驗所有的食譜。

國家圖書館出版品預行編目資料

實踐阿育吠陀的生活：在日常添加般若儀式，實現身心靈的平衡，即可獲得健康與幸福的人生／米拉‧馬內克（Mira Manek）著．郭珍琪譯．——初版.——臺中市：晨星出版有限公司，2024.06
面；公分.——（健康與飲食；160）
譯自：Prajna : ayurvedic rituals for happiness.
ISBN 978-626-320-855-1（平裝）

1.CST：瑜伽 2.CST：靈修 3.CST：健康飲食

411.15   113006574

健康與飲食 160

實踐阿育吠陀的生活：

在日常添加般若儀式，實現身心靈的平衡，即可獲得健康與幸福的人生

Prajna : ayurvedic rituals for happiness.

可至線上填回函！

作者	米拉‧馬內克（Mira Manek）
譯者	郭珍琪
主編	莊雅琦
執行編輯	張雅棋
網路編輯	黃嘉儀
封面設計	張新御
美術編排	林姿秀
創辦人	陳銘民
發行所	晨星出版有限公司 407台中市西屯區工業30路1號1樓 TEL：04-23595820　FAX：04-23550581 E-mail：service-taipei@morningstar.com.tw http://star.morningstar.com.tw 行政院新聞局局版台業字第2500號
法律顧問	陳思成律師
初版	西元2024年06月15日
讀者服務專線	TEL：02-23672044／04-23595819#212
讀者傳真專線	FAX：02-23635741／04-23595493
讀者專用信箱	service@morningstar.com.tw
網路書店	http://www.morningstar.com.tw
郵政劃撥	15060393（知己圖書股份有限公司）
印刷	上好印刷股份有限公司

定價 399 元
ISBN　978-626-320-855-1